U0494218

基层医师培训系列图书

遗传代谢病
基础与临床

YICHUAN DAIXIEBING
JICHU YU LINCHUANG

王 琼 齐志业 钟庆华 ◎ 主 编

云南科技出版社
·昆明·

图书在版编目（CIP）数据

遗传代谢病基础与临床 / 王琼，齐志业，钟庆华主编. -- 昆明：云南科技出版社，2025.6. -- （基层医师培训系列图书）. -- ISBN 978-7-5587-6390-8

Ⅰ. R589.9

中国国家版本馆 CIP 数据核字第 2025KZ8025 号

遗传代谢病基础与临床
YICHUAN DAIXIEBING JICHU YU LINCHUANG

王 琼　齐志业　钟庆华　主编

出 版 人：	温 翔
责任编辑：	汤丽鋆
整体设计：	长策文化
责任校对：	秦永红
责任印制：	蒋丽芬

书　　号：	ISBN 978-7-5587-6390-8
印　　刷：	昆明亮彩印务有限公司
开　　本：	787mm×1092mm　1/16
印　　张：	10
字　　数：	107千字
版　　次：	2025年6月第1版
印　　次：	2025年6月第1次印刷
定　　价：	78.00元

出版发行：云南科技出版社
地　　址：昆明市环城西路609号
电　　话：0871-64120740

版权所有　侵权必究

编委会名单

主　编：王　琼　昆明医科大学第一附属医院
　　　　齐志业　昆明医科大学第一附属医院
　　　　钟庆华　昆明医科大学第一附属医院

副主编：张彩营　昆明医科大学第一附属医院
　　　　宁　月　昆明医科大学第一附属医院
　　　　申　欢　云南省妇幼保健院
　　　　李　骞　昆明医科大学第一附属医院
　　　　赵小龙　昆明医科大学第一附属医院

参　编：姚　勤　昆明医科大学第一附属医院
　　　　宋培源　昆明医科大学第一附属医院
　　　　赵　婷　昆明医科大学第一附属医院

前言 PREFACE

遗传代谢病因其单病种发病率较低（几十万分之一到几万分之一不等），被称为罕见病。遗传代谢病种类繁多，疾病可累及神经系统、心血管系统、泌尿系统、肝脏及消化系统、血液系统、内分泌系统等，还可引起皮肤损害。

部分遗传代谢病患者临床表现不典型，病情进行性加重，并且出现无法用一种疾病解释的多系统损伤。此类患者之前生长发育均正常，或平时无异常表现，但在感冒、发热、饥饿、剧烈运动等应激状态下可出现癫痫、瘫痪、精神异常等症状，进而出现发育落后、发育倒退、运动障碍等情况，并伴随心肌损害，肝、肾功能损害，以及皮疹、贫血、骨病等，如不加以干预，严重时可致死。胎儿、婴幼儿、青少年及成人均可发病。遗传代谢病大多遵循孟德尔遗传定律，表型正常的健康人都可能携带数百个致病突变基因。如果携带相同突变基因的男女结合生育后代，则可能生出遗传代谢病患者。因此，如何在临床症状出现之前早期识别遗传代谢病患者成为关键。随着疾病检测技术的不断发展，如液相色谱-串联质谱、气相色谱-串联质谱、特定生化和酶活性检测，以及基因检测在临床上的应用，部分遗传代谢病得以被检出，早期通过调整饮食、药物治疗、器官移植、基因治疗等方式进行个体化干预，补其所需、排其所余、禁其所忌，可以有效减少疾病对患者个体的损害。但至今为止，仍有很多遗传代谢病尚无有效治疗方法。

本书针对遗传代谢病的基本概念、发病机制、临床表现、检查方法、诊断和治疗、遗传代谢病预防、新生儿遗传代谢病筛查，以及如何减少疾病本身对患者个体的损害等方面进行论述。同时，我们结合临床案例，对具体常见遗传代谢病进行讲解，力求用简洁明了的语言和表达方式向基层医护人员宣传、普及遗传代谢病相关知识，提高他们对罕见病的认识，做好优生优育促进工作。希望本书能为基层医务工作者提供一些关于遗传代谢病的诊疗思路。

本书的编写主要参考了当前关于遗传代谢病的预防、筛查和诊疗的技术规范与专家共识，以及部分病例报道。书中若有不足之处，恳请广大读者提出宝贵的意见和建议，我们会认真对待每一条反馈，并在图书再版过程中进行修正和完善。

编者团队

目录 CONTENTS

第一部分　遗传代谢病基础

第一章　遗传代谢病的概念和分类 …………………………………… 003

第二章　遗传代谢病的发病机制 ……………………………………… 009

第三章　遗传代谢病的临床表现 ……………………………………… 017

第四章　遗传代谢病的实验室检查 …………………………………… 021

第五章　遗传代谢病的诊断 …………………………………………… 029

第六章　遗传代谢病的一级预防与二级预防 ………………………… 033

　第一节　孕前、孕期遗传咨询 ……………………………… 034

　第二节　携带者筛查 ………………………………………… 037

　第三节　产前诊断 …………………………………………… 040

第七章　新生儿遗传代谢病筛查 ……………………………………… 043

　第一节　新生儿遗传代谢病筛查的流程 …………………… 046

　第二节　新生儿疾病筛查病种的选择标准 ………………… 049

　第三节　新生儿基因筛查 …………………………………… 051

第二部分　常见遗传代谢病

第八章　氨基酸代谢病 ………………………………………………… 057

　第一节　高苯丙氨酸血症 …………………………………… 058

1

第二节　同型半胱氨酸血症 ……………………………………… 063

　　第三节　高甲硫氨酸血症 ………………………………………… 067

　　第四节　酪氨酸血症Ⅰ型 ………………………………………… 069

　　第五节　枫糖尿症 ………………………………………………… 075

第九章　尿素循环障碍 …………………………………………………… 079

　　第一节　瓜氨酸血症Ⅰ型 ………………………………………… 080

　　第二节　希特林蛋白缺乏症 ……………………………………… 084

第十章　有机酸代谢病 …………………………………………………… 089

　　第一节　丙酸血症 ………………………………………………… 090

　　第二节　甲基丙二酸血症 ………………………………………… 096

　　第三节　戊二酸血症Ⅰ型 ………………………………………… 103

第十一章　脂肪酸β氧化障碍代谢病 …………………………………… 109

　　第一节　原发性肉碱缺乏症 ……………………………………… 110

　　第二节　肉碱酰基肉碱移位酶缺乏症 …………………………… 115

　　第三节　短链酰基辅酶A脱氢酶缺乏症 ………………………… 118

第十二章　其他遗传代谢病 ……………………………………………… 121

　　第一节　先天性甲状腺功能减退症 ……………………………… 122

　　第二节　先天性肾上腺皮质增生症 ……………………………… 129

　　第三节　葡萄糖-6-磷酸脱氢酶缺乏症 …………………………… 135

参考文献 …………………………………………………………………… 141

第一部分

遗传代谢病基础
PART 1

第一章

遗传代谢病的概念和分类

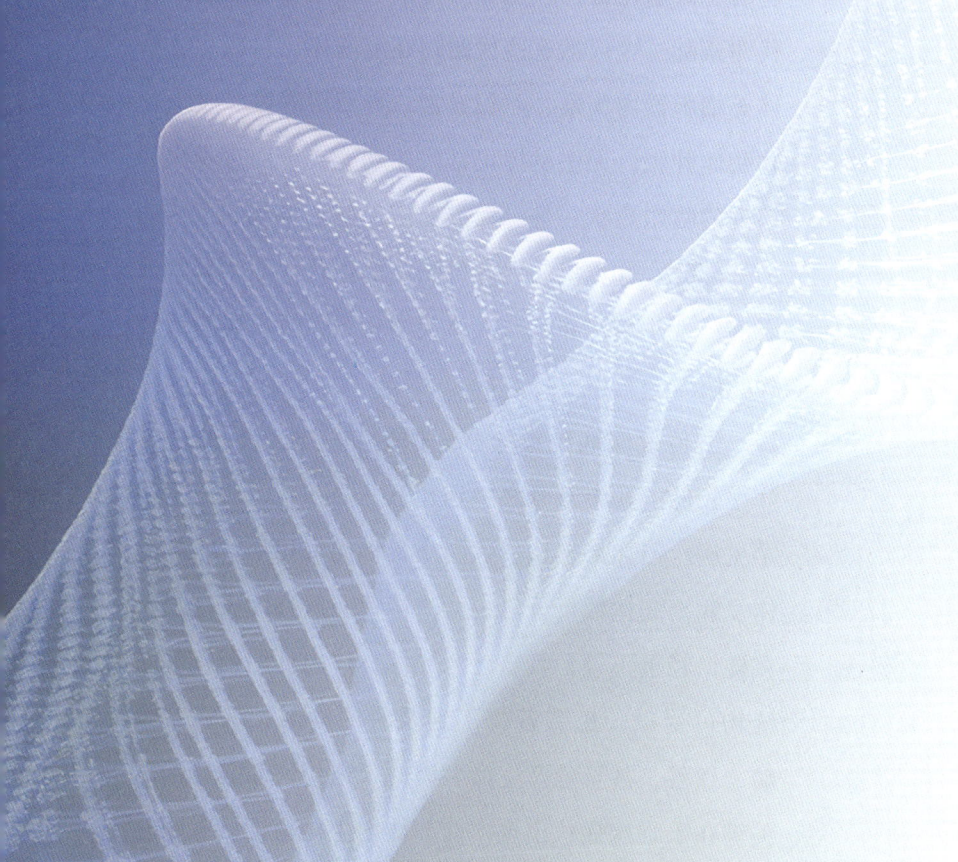

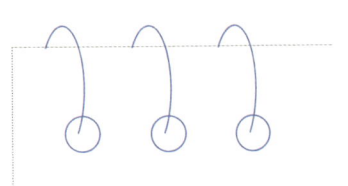

遗传病是指人体的遗传物质表达发生改变而导致的一类疾病，具有先天性发生、终身携带和家族遗传的特征。大部分遗传病由单个基因改变而引起，又被称为单基因遗传病。

遗传代谢病又称先天性代谢异常，因为单个基因突变导致人体内代谢必需的各种酶、受体、载体等物质发生功能缺陷，从而导致体内生化物质在合成、代谢、转运和储存等方面出现各种异常，包括蛋白质、脂肪、碳水化合物、内分泌激素、核酸、金属元素等代谢紊乱，也包括有些代谢物在溶酶体、过氧化物酶体等细胞器内集聚、贮积异常，导致溶酶体、过氧化物酶体肿胀，无法发挥正常代谢功能，进而表现出一系列的临床症状，是一大类疾病，属于单基因遗传病的一部分。这类疾病因有可测定的生化代谢物异常或者酶活性改变，并且与人体代谢相关，故被称为遗传代谢病。

遗传代谢病种类繁多，因为单一遗传代谢病发病率较低（几十万分之一到几万分之一），所以又称罕见病。但如果把遗传代谢病各种类型相加，它的总体发病率高达数百分之一。遗传代谢病临床表现复杂多样，轻重不等，且缺乏特异性，体内任何器官和系统均可受累，患者若得不到及时的诊治，疾病常致畸、致残，甚至危及生命。因此，遗传代谢病诊治的关键在于临床症状出现之前，体内生化指标已有明显

第一部分 遗传代谢病基础

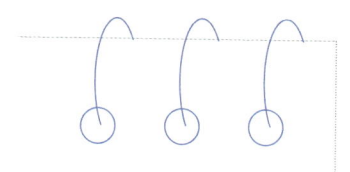

改变时通过各种实验室检测，及早诊断并给予治疗，避免或减少严重并发症的发生，把疾病对患者各器官和系统的损害降到最低。同时，对高危患者家庭做好孕前的遗传咨询和产前诊断，避免遗传代谢病患儿的出生，降低出生缺陷发生率。对新生儿进行遗传代谢病筛查，避免和降低遗传代谢病对患儿各器官和系统的损害，提高出生人口素质。目前，有一小部分遗传代谢病可以通过饮食和药物治疗，达到改善预后的效果，改善患者生存质量，提高患者生存率。

遗传代谢病可分为小分子代谢物异常和大分子代谢物异常。遗传代谢病小分子代谢物异常的分类及疾病见表1-1；遗传代谢病大分子代谢物异常的分类及疾病见表1-2。

表1-1 遗传代谢病小分子代谢物异常的分类及疾病

代谢物异常分类	疾病举例
氨基酸代谢异常	高苯丙氨酸血症、枫糖尿病、同型半胱氨酸血症、高甲硫氨酸血症、酪氨酸血症、高鸟氨酸血症等
尿素循环障碍	鸟氨酸氨甲酰转移酶缺乏症、氨甲酰磷酸合成酶-1缺乏症、瓜氨酸血症Ⅰ型、希特林蛋白缺乏症、精氨酸琥珀酸尿症、精氨酸血症、高鸟氨酸血症等
脂肪酸氧化障碍	原发性肉碱缺乏症、肉碱酰基肉碱移位酶缺乏症、肉碱棕榈酰基转移酶Ⅰ缺乏症、肉碱棕榈酰基转移酶Ⅱ缺乏症、短链酰基辅酶A脱氢酶缺乏症、中链酰基辅酶A脱氢酶缺乏症、极长链酰基辅酶A脱氢酶缺乏症、多种酰基辅酶A脱氢酶缺乏症等

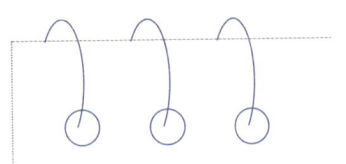

续表1-1

代谢物异常分类	疾病举例
有机酸代谢异常	甲基丙二酸血症、丙酸血症、异戊酸血症、生物素酶缺乏症、全羧化酶合成酶缺乏症、戊二酸血症Ⅰ型、丙二酸血症等
碳水化合物代谢异常	半乳糖血症、先天性乳糖酶缺乏症、遗传性果糖不耐受症、糖原贮积病、磷酸烯醇丙酮酸羧化酶缺陷等
核酸代谢异常	着色性干皮病、次黄嘌呤-鸟嘌呤磷酸核糖基转移酶缺陷症
金属元素代谢异常	肝豆状核变性（Wilson病）、门克斯病（Menkes disease）
内分泌激素代谢异常	先天性肾上腺皮质增生症、先天性甲状腺功能减退症、DAX-1基因缺陷症、雄激素不敏感综合征等
骨代谢病	低磷性佝偻病、软骨发育不全、成骨发育不全、脊柱骨骺发育不全等
脂代谢异常	家族性高胆固醇血症、家族性高甘油三酯血症、家族性高乳糜微粒血症、家族性异常β-脂蛋白血症、家族性载脂蛋白B100缺陷症
其他	胆汁酸代谢障碍、卟啉病、α-抗胰蛋白酶缺乏症、囊性纤维变性、葡萄糖醛酸转移酶缺乏症、葡萄糖-6-磷酸脱氢酶缺乏症、地中海贫血等

第一部分 遗传代谢病基础

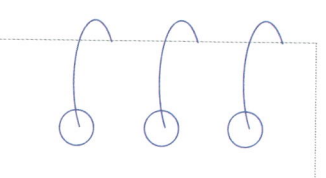

表1-2 遗传代谢病大分子代谢异常的分类及疾病

代谢物异常分类	疾病举例
溶酶体贮积症	戈谢病、黏多糖贮积症、GM1神经节苷脂贮积症、尼曼-皮克病、异染性脑白质营养不良、球形细胞脑白质营养不良、黏脂贮积病、糖原贮积病等
线粒体疾病	利氏病（Leigh disease）、线粒体脑肌病（KSS）、线粒体脑肌病伴高乳酸血症和卒中样发作（MELAS）等
过氧化物酶体病	X-连锁肾上腺脑白质营养不良、植烷酸贮积病、脑肝肾综合征（Zellweger syndrome）

第二章

遗传代谢病的发病机制

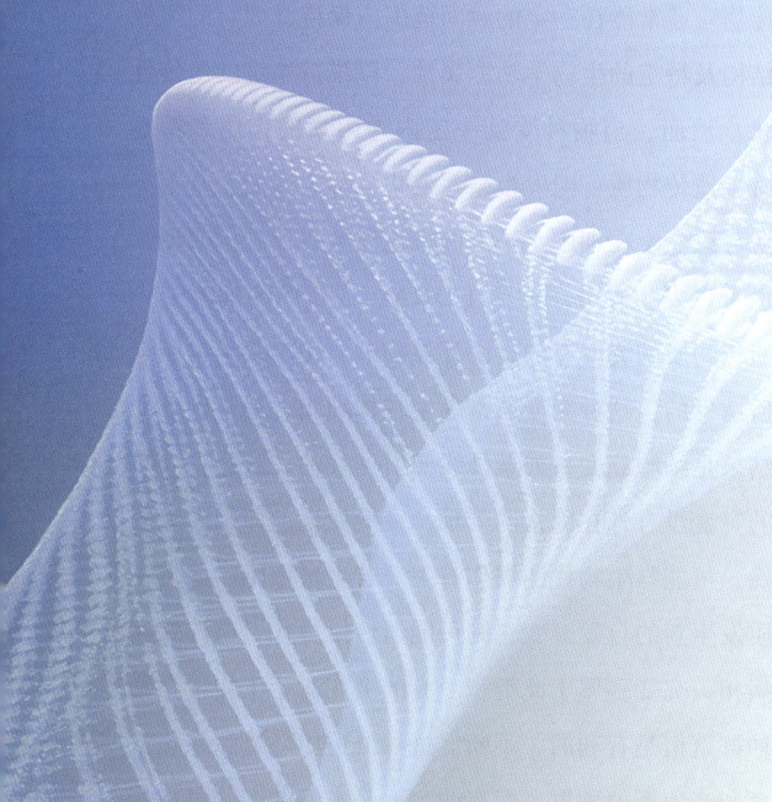

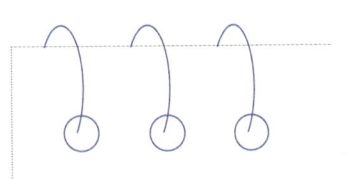

基因是包含物种所有遗传信息的DNA片段，同时也是决定该物种所有表型的物质基础。人类的所有基因分布在23对，46条染色体上，其中常染色体22对，性染色体1对。女性的染色体核型为46，XX，性染色体为XX；男性的染色体核型为46，XY，性染色体为XY。子代的46条染色体一半来自父亲，一半来自母亲，22对常染色体，同一对染色体相同位置上对应的基因叫作一对等位基因。

一切物种在生命活动及世代繁衍的过程中，遗传物质通常能在一定的时间范围内保持其固有的组成结构及特定的生物学功能属性，以维持稳定的遗传性状。然而，当物种受到一定内外因素的作用和影响时，遗传物质可能发生某些变化，称为突变。基因突变可以发生在细胞水平上的染色体数目及结构改变，也可以发生在分子水平上DNA组成及序列的改变。遗传物质的突变有的是由外界物理、化学及生物因素所诱发的，这种突变通常发生在体细胞，最常导致的结果是细胞癌变，如紫外线照射诱发的皮肤癌；而有的突变没有外在因素的干预，突变发生的原因尚未明确，可能与生物代谢损伤有关。若生殖细胞的遗传物质发生新的自发突变，则可能遗传给后代，遗传代谢病相关突变多属于此类型。有的突变对于生物生存和种群繁衍是有利的，不断促进种群适应环境、系统发育和产生新的种群；而有的突变是有害的，并可从亲

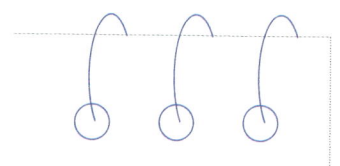

代传给子代，比如单个基因突变导致的遗传代谢病。

遗传代谢病大多属于单基因遗传病，其遗传方式符合孟德尔遗传规律，可分为常染色体显性遗传病、常染色体隐性遗传病、伴X连锁遗传病、线粒体病等。

一、常染色体显性遗传

常染色体显性遗传病的致病基因是位于1~22号常染色体上，其中1个等位基因突变，与对应正常等位基因杂合时个体发病，即患者遗传父母中任何一方携带的1个致病基因即可发病，此类疾病被称为常染色体显性遗传病。此类疾病的特点：患者父母中有一方患病，致病基因来自患病亲代；如果双亲都未患病，可能是新发生的突变所致。患者同胞中一半将会发病，而且男女患病风险相等。患者婚后每次生育都有50%的风险生出患病后代。该病可在家族中连续传递，即连续几代出现患病后代。

二、常染色体隐性遗传

常染色体隐性遗传病的致病基因也是位于1~22号常染色体上，其中1个等位基因突变时，与对应正常等位基因杂合时个体不发病。携带着致病基因的人被称为携带者，此类疾病的特点：双亲都无临床表现，但肯定是致病基因的携带者，每次生育都有25%的概率

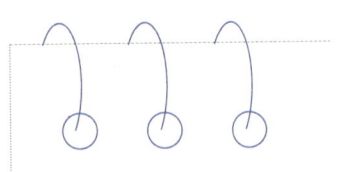

生出该病患儿，而且男女患病风险相等。子女一般无临床表现，难以观察到连续传递，常为散发的病例。但由于子女中有致病基因的携带者，在近亲婚配的情况下，其子代的发病风险升高。所以，为了避免常染色体隐性遗传病的发生，国家禁止近亲结婚。常染色体隐性遗传病即父母双方均携带隐性致病基因，但是父母双方只是携带者，不会表现出病症。后代中有25%的概率同时得到分别来自父母的致病基因，成为遗传代谢病患者并有临床表现。但如果只是得到亲代中的一个致病基因，则子代只是致病基因携带者，不表现出病症。绝大多数单基因遗传病为常染色体隐性遗传病。

三、X连锁遗传

女性的染色体核型为46，XX，性染色体为XX；男性的染色体核型为46，XY，性染色体为XY。一些致病基因位于X染色体上，它在亲代和子代之间随X染色体传递而传递，称为X连锁遗传病。男性X染色体上的致病基因只能来源于母亲，其致病基因只能而且一定会传给女儿。X连锁遗传又可分为X连锁隐性遗传和X连锁显性遗传。携带某致病基因的X染色体，跟另一条正常X染色体杂合时并不发病，称为X连锁隐性遗传病。男性只有一条X染色体，如果该条染色体携带有致病基因，男性会表现出相应的病症。而女性有两条X染

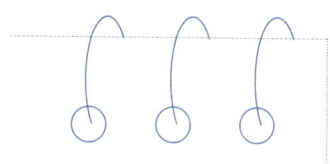

色体，如果其中一条X染色体携带致病基因，另一条X染色体为正常，因X染色体随机失活可能，故女性临床表现可以从无、轻度到重度不等。致病基因的携带者与正常男性婚配后，后代中女儿一半为携带者，一半正常；而儿子一半为患者，一半正常。携带致病基因的X染色体跟另一条正常X染色体杂合导致发病的情况称为X连锁显性遗传病。X连锁显性遗传时，因女性有两条X染色体，故两条X染色体中任何一条X染色体携带有致病基因，女性都会表现出临床症状，所以X连锁显性遗传病的女性患者多于男性。而因为另一条X染色体正常，所以女性患者的临床症状较男性患者轻。因男性只有一条X染色体，携带致病基因即有临床表现，并且病情比女性患者重。所以，不管是X连锁显性遗传还是X连锁隐性遗传，对于男性而言患者就是"全"或"无"的表现。

四、线粒体病遗传

线粒体DNA的表达受细胞核DNA调控，故线粒体DNA和细胞核DNA的改变均能导致线粒体疾病。线粒体DNA的遗传方式为母系遗传。母系遗传是指子代的线粒体DNA全部来自母亲，只有母亲将线粒体DNA传递给所有子代，而她的女儿们又将其线粒体DNA传给下一代。因为精子与卵子结合成受精卵，线粒体位于受精卵的细胞质中，而受精卵的细胞质全部来自卵

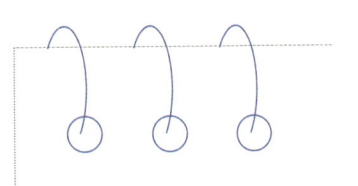

子，所以线粒体DNA只能是母系遗传。核DNA位于细胞核内，精子和卵子各提供一半的遗传物质组成核DNA，所以其遗传方式遵循常染色体显性遗传、常染色体隐性遗传、X连锁遗传等孟德尔遗传方式。

线粒体DNA的病理性突变多为部分性，即一个线粒体中可能同时含有正常的线粒体DNA和突变的线粒体DNA，而在同一个细胞中，也可能同时存在含有正常线粒体DNA的正常线粒体和不同数量病理性突变线粒体DNA的异常线粒体，此为线粒体DNA的突变具有异质性。个体也并非含有突变型线粒体DNA就会表现出临床症状，只有当突变型线粒体DNA达到一定的比例时，才出现细胞功能受损，此为线粒体遗传病具有阈值效应：得到较多突变型线粒体DNA的子代可能发病，而得到较少突变型线粒体DNA的子代病情较轻或不发病。不同的组织和器官因其对能量依赖程度不同，其突变阈值也不相同，对能量依赖程度较高的器官，如大脑、骨骼肌、心脏，其突变型线粒体DNA的含量有可能比对能量依赖程度低的器官要低一些，如肾脏、肝脏，但是其功能受损程度或许会较重。突变异质性和突变阈值效应造成子代个体间，甚至同卵双生子间可有不同的临床表现，这有别于常染色体和性染色体遗传模式的发病机制。线粒体DNA突变常表现为多种耗能脏器损伤的线粒体病。

第一部分　遗传代谢病基础

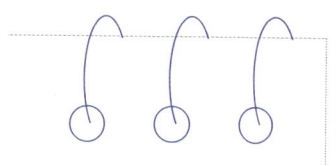

遗传代谢病大部分为常染色体隐性遗传，少部分为常染色体显性遗传、X连锁遗传或线粒体遗传。由于基因突变导致人体代谢必需的各种酶、受体、载体等蛋白物质功能缺陷，使体内代谢途径的底物堆积，正常产物减少和（或）旁路代谢产物大量产生，从而导致代谢紊乱。肝、肾、脑等器官和组织的功能被抑制，能量供应不足，直接或间接影响多个器官功能，症状多为持续性、进行性、复发性，严重时危及患者生命，这是许多遗传代谢病的共同发病机制。患者发病前常有无症状期或疾病呈间歇发作。

以高苯丙氨酸血症为例，高苯丙氨酸血症是常染色体隐性遗传病，因为苯丙氨酸代谢途径的关键物质苯丙氨酸羟化酶基因突变，或其辅助因子四氢生物蝶呤基因突变，导致苯丙氨酸羟化酶活性降低或缺失，体内苯丙氨酸无法正常代谢，血苯丙氨酸含量在体内急剧增加，高浓度的苯丙氨酸会影响中枢神经系统发育，导致智能发育落后，患儿可出现小头畸形、癫痫等神经系统症状。正常情况下，苯丙氨酸在苯丙氨酸羟化酶的作用下生成酪氨酸，进一步生成甲状腺素、黑色素、多巴胺和肾上腺素。如果苯丙氨酸羟化酶活性缺失，将导致正常产物酪氨酸的减少，进而导致甲状腺激素、黑色素、多巴胺、肾上腺素及多种神经递质的减少，患者出现皮肤、毛发颜色变浅，伴随神经

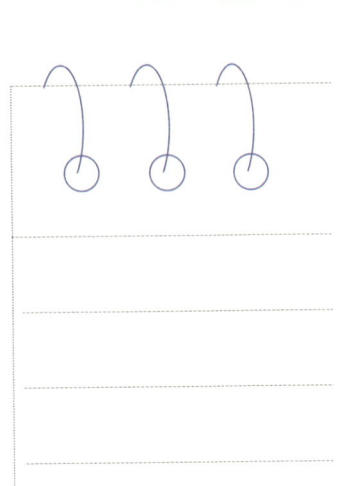

系统症状。与此同时，苯丙氨酸只能通过旁路代谢途径生成苯丙酮酸、苯乙酸和苯乳酸，并大部分随尿液排出。增高的苯乳酸使患儿尿液具有特殊的鼠尿臭味。高苯丙氨酸血症即为底物堆积，正常产物减少，同时旁路代谢产物大量产生的典型遗传代谢病。

第三章

遗传代谢病的临床表现

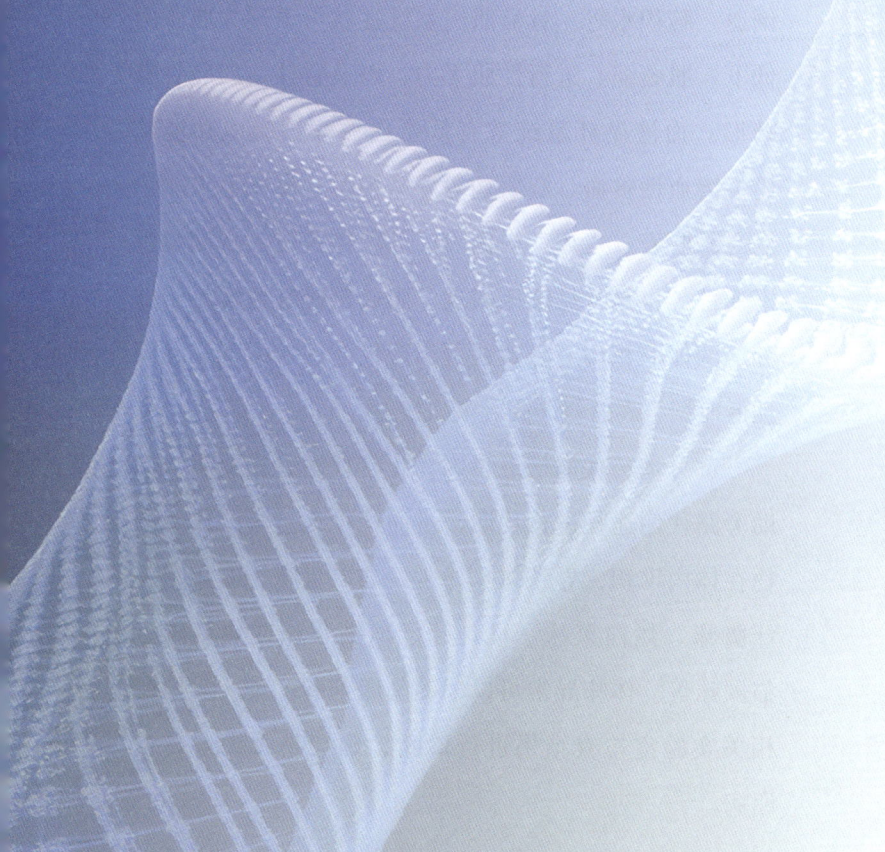

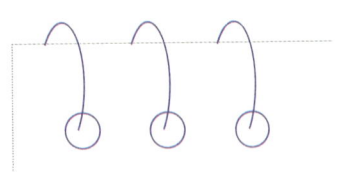

遗传代谢病可发生于新生儿期、婴幼儿期、儿童期、青少年期或成人期。临床表现多样，多数表现不典型，缺乏特异性，全身各器官均可受累。不同的遗传代谢病可表现出相似的临床症状，而同一种遗传代谢病在发病的不同阶段又可出现不同程度的临床表现。消化系统表现包括喂养困难、厌食、恶心、呕吐、黄疸、肝脾大、腹胀、腹泻、转氨酶增高等肝功能异常表现。神经系统表现包括昏迷、抽搐、惊厥、共济失调、智能发育落后、语言运动发育迟缓、发育倒退、脑积水等。骨骼肌肉系统症状可表现为肌张力低下、肌萎缩、进行性肌无力，以及脊柱、四肢骨骼畸形。血液循环系统常有低蛋白血症、凝血功能障碍、溶血性贫血、心肌病等异常情况。皮肤毛发颜色变浅、脱发、皮疹、白内障、晶状体脱位、视网膜色素变性等也是常见临床表现。眼底樱桃红斑常见于部分溶酶体贮积病。患者还可出现代谢性酸中毒、顽固性低血糖、高血氨、高乳酸血症等。

部分遗传代谢病患者因为正常代谢途径受阻，借助旁路代谢途径进行代谢，进而产生大量旁路代谢产物在体内堆积，导致体味异常，如鼠臭味、咖喱味、汗脚味、烂白菜味、臭鱼味、枫糖浆味或焦糖味、猫尿味等。体味异常可以辅助临床判断，进一步结合相关实验室检查结果进行诊断，确定是否为遗传代谢病。

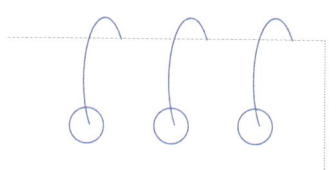

第一部分 遗传代谢病基础

遗传代谢病的临床症状、发病时间与疾病的代谢类型相关，主要取决于毒性代谢物在体内聚集的浓度、代谢相关酶缺乏的程度。毒性代谢物在体内浓度高、代谢相关酶严重缺乏，临床症状会更重。某些遗传代谢病的发病还与饥饿、感染及使用某些药物等诱因有关，这些诱因可使病情加剧。例如，葡萄糖-6-磷酸脱氢酶缺乏症的患者如果食用蚕豆、刀豆及其制品或服用氧化性药物，或在感染、发热的情况下，将出现红细胞大量受损而诱发溶血，发生严重的贫血、黄疸，甚至有生命危险。大部分氨基酸和有机酸代谢障碍性疾病患者须食用特殊食品，食品中不可含有相应的氨基酸成分，否则患者会因无法正常代谢而产生大量毒性代谢物堆积体内，发生严重的代谢性酸中毒，出现呕吐、意识障碍、呼吸困难、抽搐等症状。脂肪酸代谢障碍性疾病患者如果处于饥饿、感染的状态下将诱发严重低血糖、高血氨、代谢性酸中毒、心肌损害、肝损害，若不及时处理，将导致猝死等严重后果。如有不能用一般疾病解释的临床表现，应高度怀疑为遗传代谢病。

第四章

遗传代谢病的实验室检查

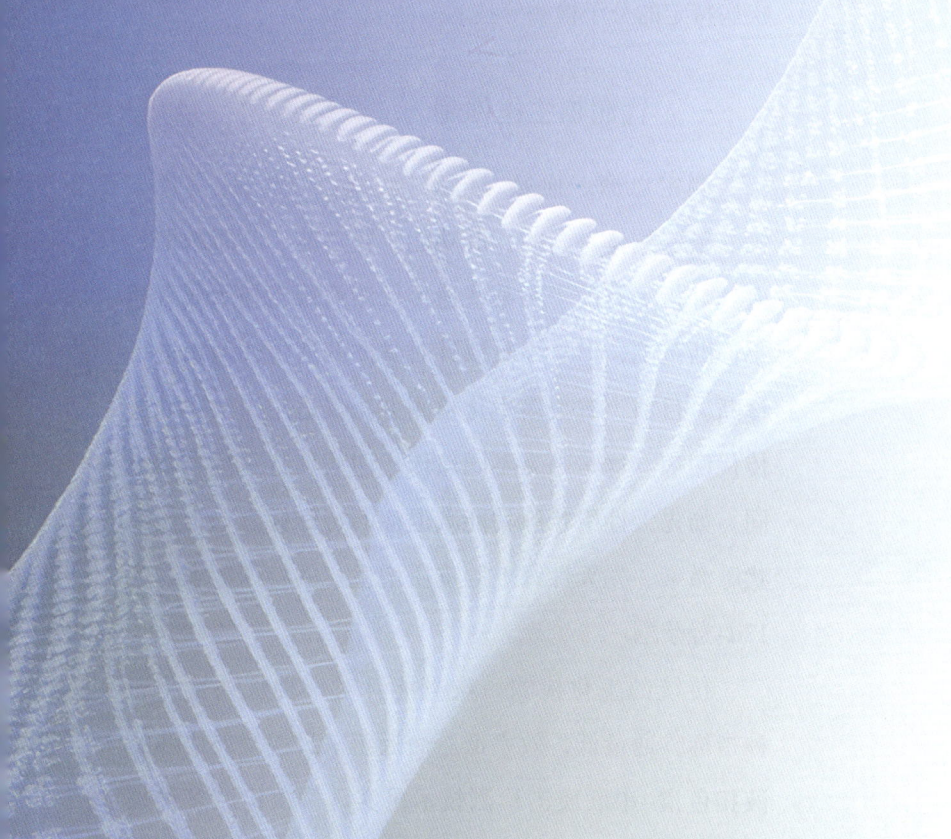

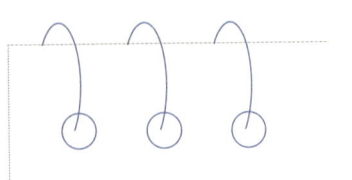

遗传代谢病临床表现多样，并且表现不典型，缺乏特异性。因此，仅凭临床表现对遗传代谢病进行诊断存在相当大的困难。遗传代谢病患者因体内正常产物减少，底物堆积无法代谢，或旁路代谢途径产生大量毒性代谢物，导致生化代谢标志物异常增高或降低。所以，想要准确诊断遗传代谢病还需特殊检查提供诊断依据。各遗传代谢病诊断依据不同，应根据其特性选择相应的检测或检查方法，包括常规生化检测、影像学检测、特异性的酶学检测，以及针对某个疾病特定的分子检测等技术。

一、代谢物生化检测

测定血糖、血氨、电解质、血常规、尿常规、钙、磷、酮体、乳酸、肝功能、肾功能、心肌酶谱、血气分析等有助于对某些遗传代谢病做出提示或者缩小诊断范围，但这不足以针对具体的遗传代谢病进行诊断。目前，有很多生化检测方法仅适用于某一种遗传代谢病。这是因为不同遗传代谢病其特殊标志物不同。如先天性甲状腺功能减退症的特殊标志物为促甲状腺激素、先天性肾上腺皮质增生症的特殊标志物为17α-羟孕酮。

传统的生化检测一次只能针对一种疾病检测一种指标，通量低，效率低。而近年来日益发展成熟的液相色谱-串联质谱检测技术可实现一次检测多种疾

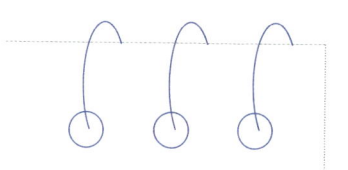

病。多数质谱是由两个质量分析器经一个碰撞室串联而成的串联四极杆质谱,即三重四极杆串联质谱仪。质谱仪主要由离子源、一级质量分析器、碰撞室、二级质量分析器和检测器等组成。检测原理是将被测物质在离子源内电离成各种质荷比不同的带电粒子,进入质量分析器中,利用电磁学原理把不同质荷比的粒子分开,经检测器检测得到各粒子样品的质谱图及离子强度,定性检测,达到利用一个标本,一次性检测数十种生化指标的目的。若同时加入被测物质对应的内标或外标,即可进行定量检测。利用一个滤纸干血斑标本一次实验同时检测数十种氨基酸和酰基肉碱,对多种氨基酸、有机酸、脂肪酸代谢障碍性疾病初步进行患病风险判断,兼具高效、高通量、高特异性的特点,同时增加了疾病谱,提高了临床对某些疑难病例的诊断水平,有效降低了临床误诊率、漏诊率,在实验室生化诊断中发挥着重要作用,是目前广泛使用的遗传代谢病检测方法。无论是常规一对一的生化检测,还是高通量的串联质谱检测,其检测值除真正疾病状态的升高或降低外,均易受许多因素的影响出现假阳性或假阴性结果,如标本采集的时间,患者疾病、治疗状态,以及使用某些药物、饮食状态等。尤其针对早产低体重新生儿,串联质谱检测结果必须结合临床考虑,为避免漏诊,需根据具体情况再次做检查。

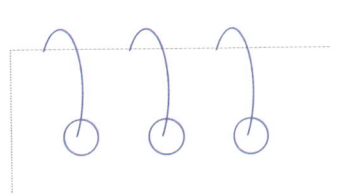

除血液标本外，遗传代谢病患者体内堆积的某些底物及旁路代谢产物，可通过尿液排出体外，可应用气相色谱-质谱联用分析仪对尿液标本进行特异性生化指标检测。气相色谱-质谱联用分析仪包括色谱分析仪和质谱分析仪，利用气相色谱仪分离混合物中的组分，再用质谱仪对分离的组分进行定性和定量分析，其作为部分氨基酸代谢病、大部分有机酸代谢病的主要实验室诊断方法被广泛应用于临床。通过检测尿液标本特异性生化指标，为临床提供有力参考，提高了疾病的诊断率。该方法还可以实现一次实验定性定量检测数十种代谢病指标，具有高效、高特异性的特点。

二、影像学检查

针对高度怀疑先天性甲状腺功能减退症的患儿，检测甲功的同时进行甲状腺B超及放射性核素检查可检测甲状腺大小、形状和位置，以及是否存在缺失。计算机断层扫描（CT）或磁共振（MRI）扫描肾上腺，B超探查子宫、卵巢或睾丸，可以作为单纯男性化型先天性肾上腺皮质增生症诊断的辅助方法。部分患者可出现肾上腺肥大或增生。头颅CT、MRI检查有助于临床判断遗传代谢病对脑组织损伤的严重程度，但这项检查为非特异性检查。

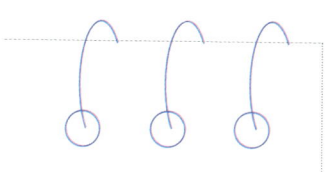

三、特异性酶学检测

因为遗传代谢病大部分是代谢过程中的酶活性丧失或降低所致，所以只要针对特定代谢途径的酶进行活性测定，就能对遗传代谢病进行针对性、特异性诊断，如用荧光法间接测定葡萄糖-6-磷酸脱氢酶活性。高苯丙氨酸血症中，苯丙氨酸羟化酶的辅助因子是四氢生物蝶呤，测定四氢生物蝶呤合成途径中所需的红细胞二氢蝶啶还原酶活性，有助于四氢生物蝶呤缺乏症的鉴别诊断。溶酶体贮积症是一大类疾病，其中各疾病类型的诊断主要依靠酶活性检测。酶活性检测的标本可以来源于患者的外周全血、红细胞、白细胞、皮肤成纤维细胞、肝脏组织等。虽然酶活性检测对于疾病的诊断具有很强的针对性，但是有的酶学检测技术要求高、技术成本高，需要培养各种淋巴细胞、皮肤成纤维细胞或脏器组织细胞。此外，在患者没有确诊之前或没有其他高度阳性指标存在的情况下，要确定其相关代谢途径的酶难度极大。所以，酶学检测很难作为常规技术在临床应用。另外，用于酶活性检测标本的采集和保存很容易受到环境因素的影响，如在高温、高湿环境中放置时间过长，标本中酶的活性降解，会造成假阳性或假阴性结果。所以，利用酶活性检测的标本须严格质控标本采集、保存、递送、检测等环节。

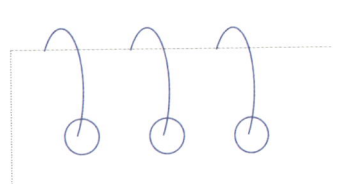

四、分子检测

虽然有很多针对遗传代谢病特异性的生化及酶学检测方法，但因为受许多外在因素的影响，检测结果可能存在假阳性或假阴性的情况。对于氨基酸、有机酸和脂肪酸代谢病而言，一项生化指标异常往往提示多种遗传代谢病，而一种遗传代谢病会有多项生化指标异常。例如，丙酰基肉碱C3增高提示甲基丙二酸血症或丙酸血症，但需要协同尿有机酸检测和基因检测才能准确诊断。甲基丙二酸血症本身也需要通过基因检测进行亚型的鉴别，不同亚型的治疗方法有所不同。希特林蛋白缺乏症（尿素循环障碍），瓜氨酸、精氨酸、甲硫氨酸、酪氨酸、苏氨酸均增高，需要借助基因检测与瓜氨酸血症Ⅰ型、酪氨酸血症、精氨酸血症等进行鉴别诊断。同一种遗传代谢病具有高度异质性，在不同患者身上有不同的临床表型，临床上须结合多种分析手段进行诊断和鉴别诊断。由于缺乏可靠筛查标志物，部分可以有效防治的病种，如遗传性果糖不耐受症、肝豆状核变性等，无法纳入新生儿常规生化筛查项目，需要借助分子检测技术，如串联质谱筛查才能诊断。而遗传代谢病发生的基础是遗传物质DNA发生突变，通过利用基因检测技术可以直接对DNA进行序列分析，找出异常，从而对遗传代谢病进行精准诊断。

第一部分　遗传代谢病基础

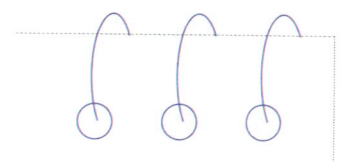

基因检测技术大部分以聚合酶链式反应（PCR）技术为基础。对于基因的点突变、微小插入或缺失突变，常用荧光定量PCR、多色探针熔解曲线分析、一代Sanger测序、二代的全基因组测序、全外显子组或基因Panel测序、基因芯片、三代测序、时间飞行质谱生物芯片系统等方法进行检测。对于基因组内大片段的缺失或者拷贝数变异的检测，常采用荧光原位杂交、基于芯片的比较基因组杂交、微阵列单核苷酸多态性检测、染色体拷贝数变异检测、多重链接探针扩增、数字核酸扩增等方法，可以大大提高了遗传代谢病的诊断效率和诊断水平。

将基因检测技术应用于遗传代谢病诊断，可使诊断水平从临床水平、生化水平直接深入分子水平。特别是对具有相同表型但病因不同的疾病进行诊断时，基因检测技术可提供确诊和分型的依据，弥补临床表型诊断的不足，为遗传咨询和疾病的预防提供精准依据。

大部分遗传代谢病属于常染色体隐性遗传，患儿父母均为致病基因的携带者。因此对已有临床表现的患儿进行基因诊断，明确致病基因，可对患儿家庭再生育进行孕前遗传咨询指导和产前诊断，帮助明确胎儿是否患有遗传代谢病，避免遗传代谢病患儿出生，有效降低出生缺陷的发生率，提高出生人口素质，减轻家庭和社会的负担。

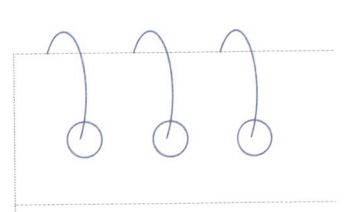

基因检测能对遗传代谢病进行精准诊断，但随着技术的不断发展，对检测数据进行筛选、判读，明确致病基因是核心。掌握基因序列结构、功能突变类型可以帮助明确疾病的遗传学病因，但目前仍存在对致病基因意义未明位点解读困难的问题。

第五章

遗传代谢病的诊断

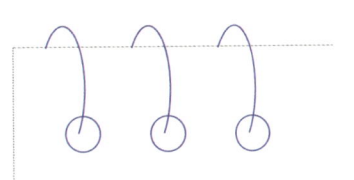

在孕前对有遗传代谢病家族史的家庭进行遗传咨询，了解其家系成员健康情况，了解死产、流产和血缘关系，绘制家系遗传图谱，判断疾病的遗传方式及再发风险，并向患者家属解释疾病诊断、治疗和预后情况，讨论再生育方法的选择，以及最重要的伦理和法律问题，胚胎植入前遗传学诊断辅助生殖技术助孕，此为一级预防措施。对于明确诊断有遗传代谢病先证者家庭，如有生育愿望，可针对该遗传代谢病进行产前诊断以及产前对胎盘绒毛、羊水、脐带血进行遗传学检测，明确胚胎或胎儿是否患遗传代谢病，防止遗传代谢病胚胎的植入和遗传代谢病患儿的出生。需要注意的是，行胚胎植入前遗传学筛查和诊断的患者还须进行产前筛查和产前诊断，此为二级预防措施。新生儿遗传代谢病筛查也有助于早期诊断遗传代谢病，在有临床表现之前进行早期干预和治疗，减少遗传代谢病对患儿各器官、系统的损害，以及对其生长发育的影响，此为三级预防措施。虽然有三级预防措施，但仍有部分遗传代谢病患者未能及时检出。本章主要介绍遗传代谢病患者出现临床症状后如何进行临床诊断。

遗传代谢病患者临床表现多样，且缺乏特异性，患者既可急性起病，出现严重的代谢性酸中毒、低血糖、昏迷、抽搐等症状，亦可遭遇病情缓慢发展的情况，发生生长发育迟缓、智力落后、发育倒退、性发

第一部分　遗传代谢病基础

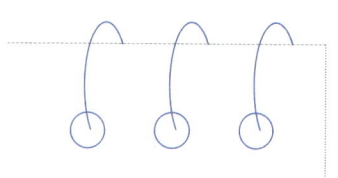

育异常等，可有多系统或多器官损伤，患者可有或无家族遗传史。

对于出现上述各类临床表现的患者，应详细询问其病史，包括家族史、母亲妊娠史、母亲分娩史等，并对其进行详细的体格检查，注意关节、肌肉活动，皮肤毛发颜色是否正常，体液是否有特殊气味；进行甲状腺功能、肝功能、肾功能、血常规、尿常规、血气分析、心肌酶谱、血糖、血氨、乳酸、电解质、钙、酮体、尿酸等常规生化检查；进行CT、MRI、B超等影像学检查，排除感染、缺氧缺血性脑病。在此基础上，还可进行特殊遗传代谢病筛查检测，如17α-羟孕酮检测、血串联质谱、尿有机酸谱检测，如怀疑溶酶体贮积症可进行溶酶体酶活性检测；如针对进行性肌营养不良，可检测血清肌酸激酶、乳酸脱氢酶和肌酸激酶同工酶水平，以及进行肌电图检查。如之前提到的，某些生化指标对于疾病的诊断仍存在非特异性，此时需借助DNA检测或外周血染色体核型检测进一步明确病因。

基因诊断策略可分为直接诊断和间接诊断。直接诊断适用于已知致病基因的疾病，通过检测与疾病相关的目的基因本身有无异常（通过DNA测序、芯片杂交等方法），检查相关基因有无异常（突变、缺失、重复等）。间接诊断是指在基因标记与所检疾病的关系尚未明确的情况下，通过利用多态性标记，如限制

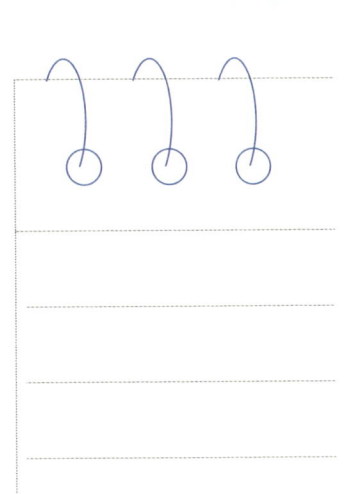

性片段长度多态性、短串联重复序列（微卫星DNA）和单核苷酸多态性，对患者及其家属成员进行连锁分析或单倍型分析，从而推断受检者是否携带致病基因的一种诊断方法。虽然无法定位到具体位点，但可间接判断致病基因是否会传递给子代。

遗传代谢病病种多，病情复杂。除各种辅助检查外，还需多学科会诊，如内分泌科、皮肤科、神经内科、眼科、骨科等多学科协作。

第六章

遗传代谢病的一级预防与二级预防

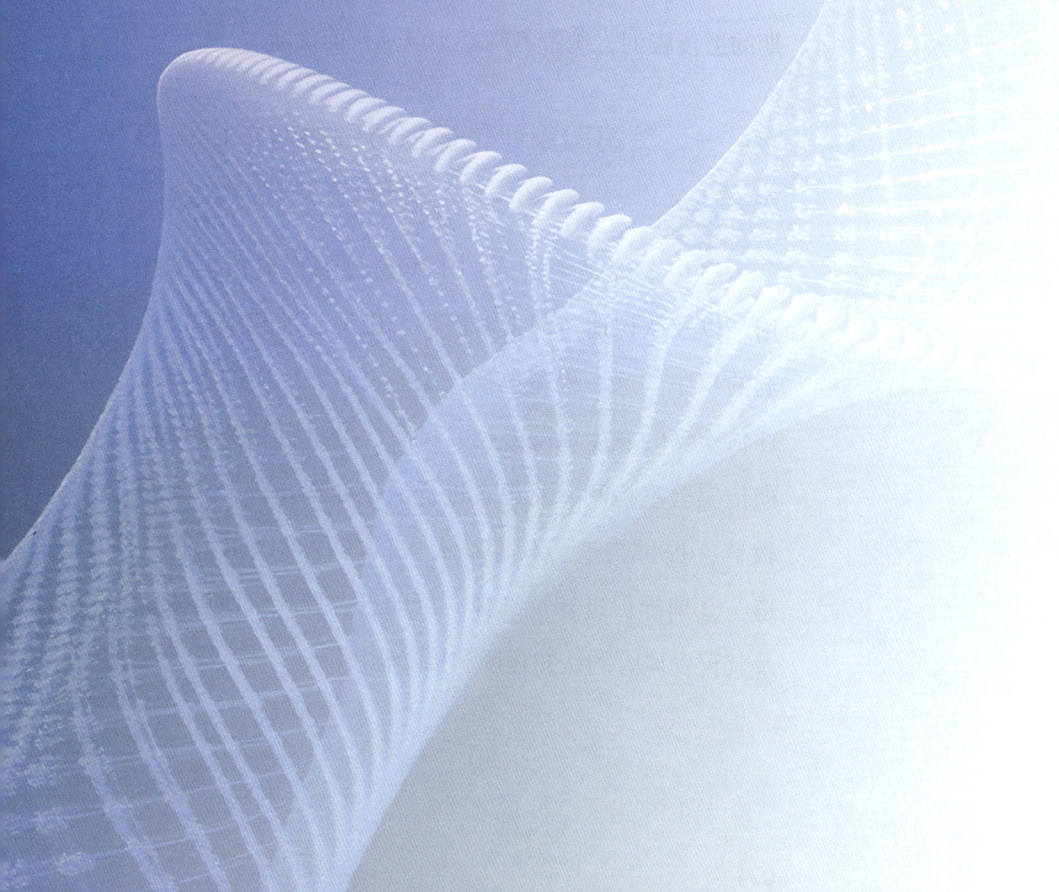

第一节

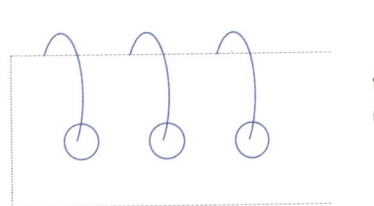

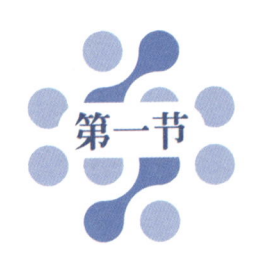

孕前、孕期遗传咨询

遗传代谢病的一级预防与二级预防包括孕前、孕期的遗传咨询，携带者筛查，以及产前诊断。

一、美国国家遗传咨询协会对遗传咨询的定义

遗传咨询是帮助人们了解遗传因素对疾病的作用，以及认识遗传因素对医学、患者心理和家庭的影响的程序。这一程序包括：①通过对家族史的解释来评估疾病的发生风险或再发风险。②进行相关疾病的遗传实验室检测，对患者进行治疗处理并对大众进行教育，提供与遗传代谢病有关的各种可以求助的渠道。③辅导促进知情选择，帮助患者提高对所患疾病及其再发风险的认知程度和接受程度。

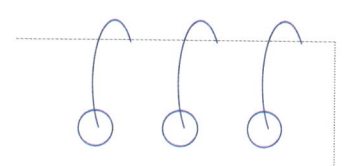

二、不同的遗传咨询方案

（1）已明确生育过遗传代谢病患儿的家庭如有再生育愿望，应在孕前接受专业的遗传咨询。这样做最核心的目的是了解疾病发生的原因及再发风险，了解该疾病的相关遗传检测方法，明确致病原因，以及可通过何种途径避免再次孕育患该遗传代谢病的子代。

（2）曾生育过不明原因智力低下、生长发育落后、发育倒退、先天性畸形儿的父母，不明原因反复发生自发性流产、早产、死胎或长期不孕不育的夫妇，孕妇年龄大于35岁或妊娠期接触可疑致畸物质者，以及近亲婚配家庭，均应当进行孕前遗传咨询。通过详细记录家族史、妊娠史、分娩史，绘制家系遗传图谱，了解疾病的分布情况，判断疾病的遗传方式，并告知患者可能存在的遗传代谢病的相关检测方法，可通过何种途径提高生育健康的后代的概率。

（3）对未生育过且已怀孕，但孕期生化结果、B超结果，或产前筛查、染色体检查等结果有异常者应当进行产前遗传咨询，了解胎儿各项指标发生异常的原因及可能会导致的后果和相关治疗处理办法等。在征得孕妇及其家属的知情同意后进行产前诊断，尽量避免遗传代谢病患儿的出生。

（4）对无明显遗传病表现或无明确家族史，但期望了解自身和（或）配偶常见遗传病基因携带状态的育龄夫妻，推荐进行常见隐性单基因遗传病携带者筛查的遗传咨询，并可进行孕前携带者筛查，以最大限度地降低遗传代谢病患儿的出生率。

第二节 携带者筛查

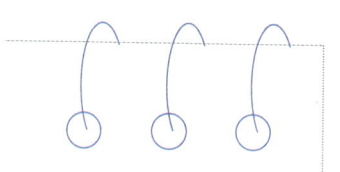

携带者是指携带致病基因但无明显异常表型的个体,通常为常染色体隐性致病基因和X连锁致病基因携带者。携带者筛查是指在孕前或孕期采用准确、经济和可行的方法,在夫妻没有明显遗传疾病表型,且有自主意愿获悉自身及配偶常见遗传病基因携带状态,对夫妻一方或双方进行常见的染色体隐性遗传性疾病的基因检测,以发现受检者是否携带目标疾病相关基因的致病性或可能致病性变异,评估其生育患儿的风险,并进行生育指导,最大限度地避免生育遗传病患儿。携带者筛查的目标遗传病应为人群携带率相对较高,疾病表现严重,发病年龄小,疾病有明确的致病基因和致病性变异,基因型与表型关系明确,可提供有效干预措施(包括选择适合的生育方式或行产前诊

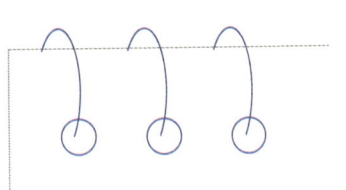

断）的常染色体隐性遗传病和X连锁遗传疾病。

孕前或孕早期均可进行携带者筛查。可以夫妻同时进行筛查，也可以其中一方先接受携带者筛查，如发现携带致病性或可能致病性变异，另一方再进行筛查。建议女方先进行筛查，以涵盖X连锁遗传疾病的携带情况。进行携带者筛查前，患者应接受专业的遗传咨询，了解携带者筛查的意义、方法，筛查的目标疾病种类和疾病特征，筛查后的获益、局限性、替代方案，以及可能出现的结果，并签署知情同意书。拿到筛查结果后，患者应再次接受遗传咨询，包括筛查范围内致病性或可能致病性变异基因的检出、携带情况，相应疾病的分类、表型、遗传方式，以及子代患病风险的评估及后续临床处理建议。其中要明确一点，即使夫妻双方筛查结果均为阴性，也不能完全排除子代患病的风险，只能说提示子代患病风险较低。这是因为携带者筛查检出率并非100%，有残余风险的存在，因此携带者筛查不应替代新生儿疾病筛查。如果发现夫妻双方均为某一常染色体隐性致病基因携带者，或女方为X连锁隐性遗传病致病基因携带者，应转移至相应的专科进行遗传咨询和医疗管理。此类人群在孕前应关注疾病危害、后代患病风险、可选择的生育方式等问题；此类人群在孕期则应评估胎儿患病的风险，关注产前诊断、新生儿诊断及干预等事项。地

第一部分　遗传代谢病基础

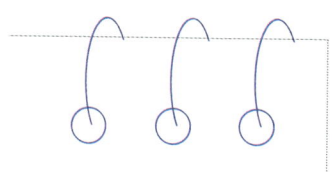

中海贫血携带者筛查无疑是最成功的案例。

携带者筛查主要针对单基因遗传病，而染色体异常疾病携带者筛查尚未在普通人群中常规开展，但是针对可能为染色体异常疾病携带者的高风险人群（包括：①有自然流产、死胎、死产、胎儿畸形等不良孕产史的夫妻；②有原因不明的智力低下或多发先天畸形的家族史者；③性发育、性腺及外生殖器发育异常者），可采用外周血细胞染色体核型分析进行如相互易位携带者、罗伯逊易位携带者和倒位携带者筛查，并根据检测结果提供遗传咨询和产前诊断。

由于其高度的靶向特性和仅关注热点基因和变异的局限性，携带者筛查作为疑似遗传性疾病患者的诊断方法存在较高的漏诊率。因此，不建议通过携带者筛查进行以疾病诊断为目的的遗传学检测。若双亲之一、子女或其他近亲属存在高度疑似遗传性疾病的情况，应建议针对先证者进行完善的遗传咨询并明确致病原因和诊断，进一步评估生育风险，并制订相应的孕前干预方案或产前诊断方案。

第三节 产前诊断

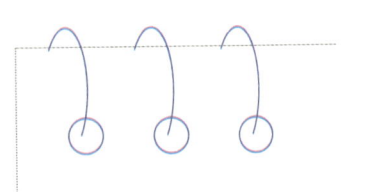

产前诊断又被称为宫内诊断或出生前诊断，是指将遗传咨询、医学影像、生化免疫、细胞遗传和分子遗传等手段相结合，针对一些特定疾病的高风险家庭，在孕期对胎儿进行某些遗传性疾病的检测，以期在产前确定胎儿是否患有疾病，防止有严重遗传病、智力障碍和先天畸形的患儿出生。产前诊断的对象包括：①孕前或孕早期携带者筛查发现隐性致病基因携带者。②有遗传病先证者的夫妻或家庭成员。③有不明原因的自然流产、死产或新生儿死亡史的孕妇。④夫妇之一有致畸因素接触史。⑤年龄大于35岁的高龄孕妇或产前生化、影像筛查指标阳性者。⑥近亲婚配的孕妇。⑦行胚胎植入前遗传学筛查和诊断的夫妻。

产前遗传学诊断，即通过有创的方法，如绒毛取材术、羊膜腔穿刺术和脐血管穿刺术等获得胎儿样

第一部分 遗传代谢病基础

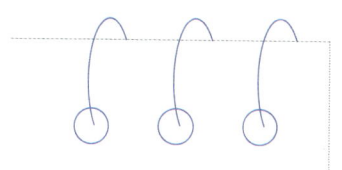

本，采用羊水染色体核型分析、荧光原位杂交、基因组拷贝数变异分析、Sanger测序、定量PCR、多重链接探针扩增、基因组全外显子检测等技术，对胎儿进行细胞遗传学和分子遗传学分析，最终确定胎儿是否患有某种已知遗传性疾病。随着第三代试管婴儿技术的发展，对植入前胚胎进行遗传学诊断或遗传学筛查，应用产前诊断技术，把对遗传性疾病的检测关口前移。产前诊断的疾病很多，遗传代谢病作为常见单基因病，也是产前诊断所覆盖的一大类重要疾病。

遗传代谢病的产前诊断，仍然需要做检测前和检测后遗传咨询。检测前应充分告知孕妇及其家属检测的目的，针对目标疾病、致病基因和致病变异可选择的检测技术及其优势和局限性、可能的检测结果和预期。孕妇及其家属在充分知情的前提下，自主选择检测方法。检测后，结合胎儿及其家系的临床信息分析检测结果，明确已检出变异的致病性。根据遗传方式和变异致病性，预测胎儿出生后的可能表现及是否有相应的治疗措施等信息，告知父母疾病严重程度，并提供关于是否终止妊娠的合理建议和再生育指导。

胚胎植入前遗传学检测适用于夫妻任何一方或双方携带染色体结构异常，或生育过单基因遗传病患儿，或夫妻任何一方或双方携带严重遗传病易感基因等情况。胚胎植入前遗传学诊断包括充分了解夫妇双方遗传病发病或致病基因携带情况，绘制家系遗传图

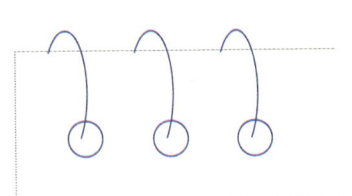

谱，告知检测的性质、目的、意义，以及采用的方法、局限性及预期结果，现存的其他替代方法选择，也包括妊娠后产前诊断的选择及面临的后果。在夫妻双方知情同意的情况下，由夫妻双方自主选择是否做检测。

第七章

新生儿遗传代谢病筛查

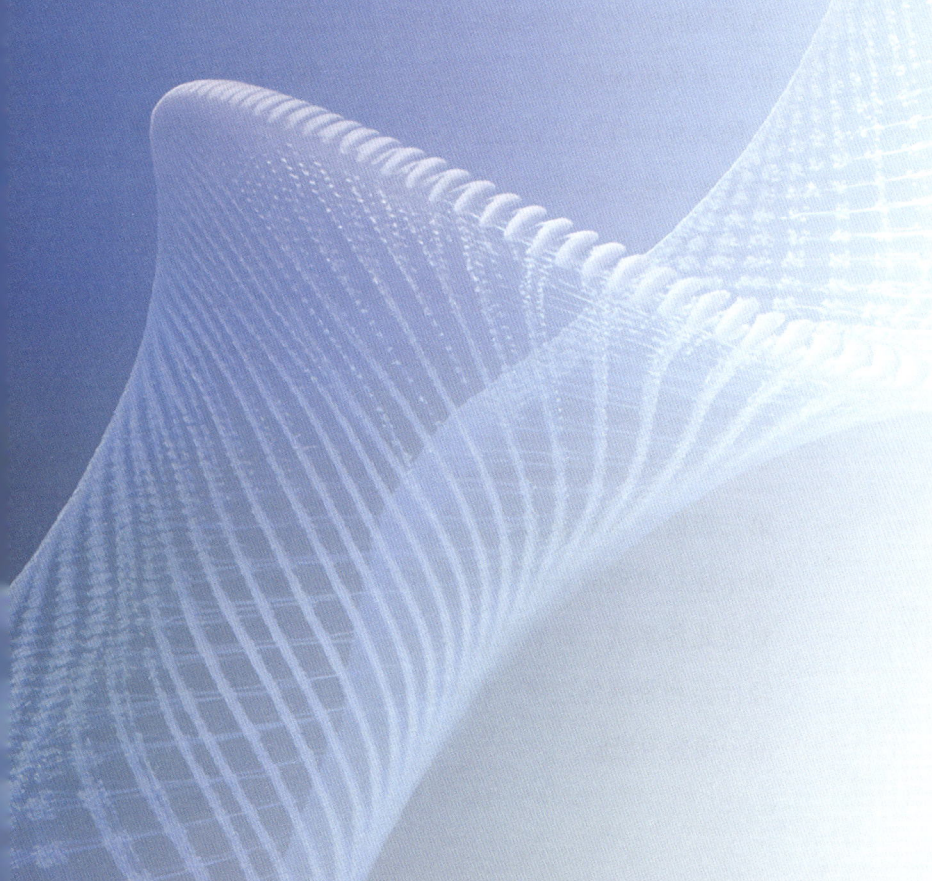

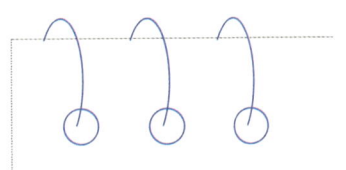

目前，我国现行的新生儿疾病筛查包括用滤纸干血斑标本的新生儿遗传代谢性疾病筛查，不用滤纸干血斑标本的新生儿听力筛查、新生儿先心病筛查、眼底视网膜筛查、髋关节脱位筛查等。新生儿遗传代谢病筛查是指医疗保健机构在新生儿群体中使用快速、简便、敏感的检验方法，对一些危及儿童生命、导致儿童体格和智能发育障碍的一些先天性、遗传性疾病进行群体筛检，使患儿在临床上未出现疾病症状，而体内生化、激素水平已有明显变化时进行早期诊断，给予及时治疗，避免患儿机体各器官受到不可逆损害的一项系统保健服务。在我国，相关单位依据《中华人民共和国母婴保健法》《中华人民共和国母婴保健法实施办法》和《新生儿疾病筛查管理办法》开展新生儿遗传代谢病筛查工作。新生儿遗传代谢病筛查的组织由国家卫生健康委员会统一规划，各地人民政府卫生行政部门具体实施。云南省新生儿遗传代谢病筛查组织架构见图7-1。

新生儿遗传代谢病筛查作为我国出生缺陷防控的第三级措施，筛查目标明确，防治效果好，能在疾病临床症状出现前早期诊断并加以干预，有效降低疾病对患儿各系统、器官的损害，提高出生人口素质，减轻社会和家庭的经济、精神负担，是成本—效益最优的一项公卫措施。

第一部分 遗传代谢病基础

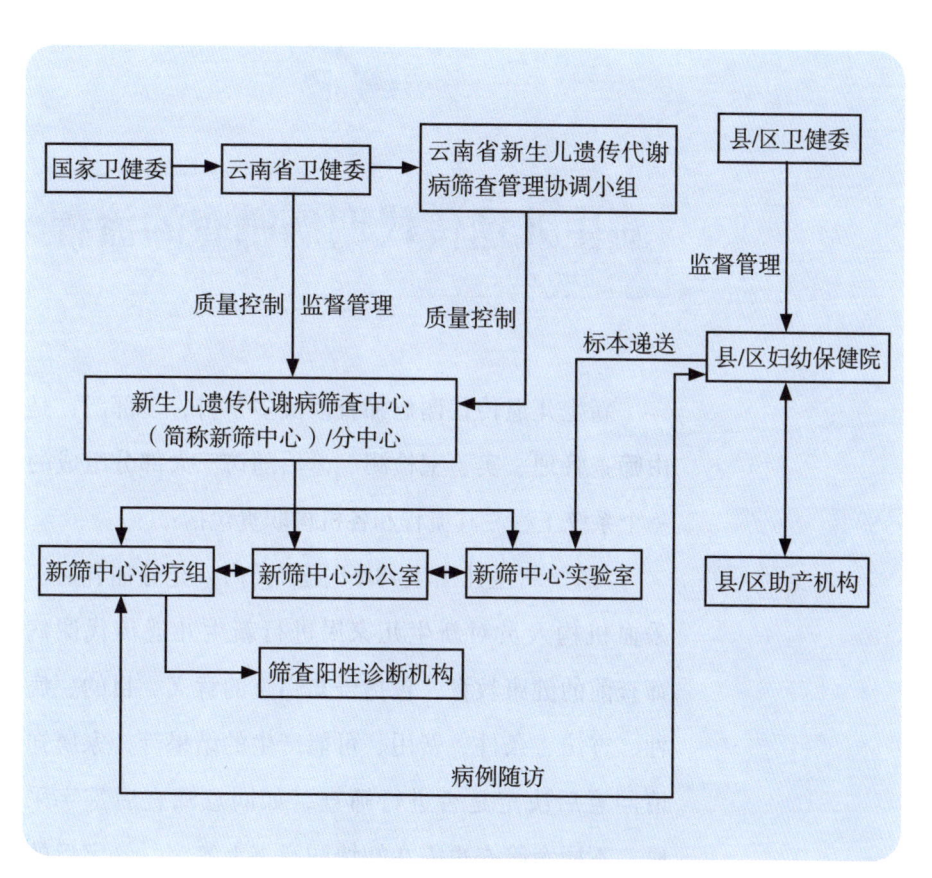

图7-1 云南省新生儿遗传代谢病筛查组织架构

第一节

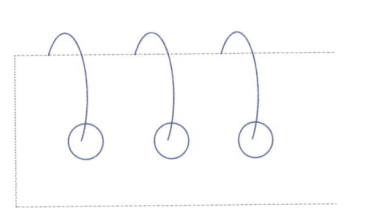

新生儿遗传代谢病筛查的流程

新生儿遗传代谢病筛查涉及多学科、多部门，是由筛查管理、实验室检测、诊治随访三大部分组成的一个系统工程。其流程和各机构职责包括：

（1）新生儿出生48小时至7天内，充分哺乳后，采血机构人员对新生儿家属进行新生儿遗传代谢病筛查前的健康教育，包括告知筛查的意义、目的、病种、方法、条件、费用、可能产生的结果等，家属知情同意后决定是否进行筛查，如同意筛查后签字采血。不同意筛查也需在知情同意书上签字，签字后的知情同意书随病历归档保存。需注意：因各种原因如早产、低出生体重、正在接受治疗、提前出院等未能及时采血者，采血时间一般不超过生后20天，以免漏掉真正的阳性患儿，延误最佳治疗时间。对于接受输血治疗的新生儿，应在输血治疗前完成第一次血片采集，输血治疗120天后再次进行血片采集。因葡萄

第一部分　遗传代谢病基础

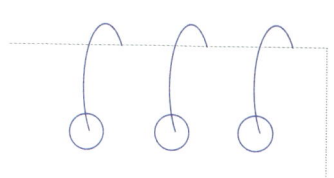

糖-6-磷酸脱氢酶缺乏症的筛查指标不受蛋白负荷及出生时间限制，可在输血前采样，不需第二次采样。对于拟行骨髓移植或干细胞移植的新生儿应在治疗前完成采样。此外，还需注意采血前新生儿有无肠外营养或药物（如氨基酸、脂肪乳、抗生素、激素等）治疗史。这些因素会影响筛查结果准确性，出现假阳性或假阴性，必要时应考虑适当延迟采血时间或重新采血复测。

（2）按照采血技术规范采集足跟血，制成滤纸干血斑。标本采集后，由采血机构通过专用途径，按照规定的时间递送到新生儿遗传代谢病筛查中心实验室（简称新筛中心实验室）。

（3）新筛中心实验室严格按照标准验收标本，对于不合格的标本，应通知采血机构重采送检。合格标本接收登记，按照检测流程做好标本检测并发布报告。由于筛查的疾病在新生儿早期可无任何临床症状出现，实验室检查结果是当前疾病诊断的唯一依据，是无法替代的一次性检验。任何疏忽都将产生误诊和漏诊。所以需做好检测前、检测中、检测后各环节质量控制，保证检测结果的准确性。

（4）对于已经完成检测的标本，应将其置于塑料袋内密封于2~8℃保存。-20℃低温环境中标本可保存至少5年，以备必要时复检。如将标本用于DNA分析等研究用途，须通过伦理委员会批准之后进行。

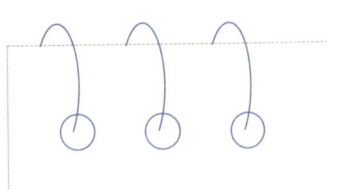

（5）新筛中心负责尽快召回筛检出的阳性患儿并为其安排进一步检查、确诊、治疗，后定期随访，治疗越早效果越好。阴性结果须纳入定期儿童保健系统管理。同时，做好新生儿遗传代谢病筛查有关资料的收集、汇总、数据上报、结果分析及信息反馈工作，并定期向辖区卫生行政管理部门汇报工作的开展情况。

（6）新生儿遗传代谢病筛查并非确诊试验。无论应用何种筛查方法，由于个体的生理差别和其他因素，个别患者可能呈假阴性。即使通过筛查，也需要定期进行儿童保健检查。

（7）辖区卫生行政管理部门对整个流程进行监管、指导，根据国家《新生儿疾病筛查管理办法》及《新生儿疾病筛查技术规范（2010年版）》的要求制订符合各地实际情况的实施方案、新生儿遗传代谢病筛查工作考核标准、年度计划并组织实施，保证筛查工作正常进行和筛查经费合理使用。

整个筛查的过程需多环节、多部门、多专业人员的协作配合，以免影响患儿的检出和治疗效果。很多地方形成了以筛查中心—县/区级妇幼保健机构—采血机构为一体的三级筛查工作体系，能保证筛查工作的闭环管理。

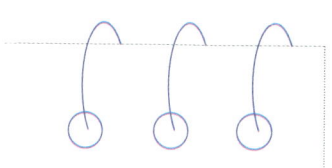

第二节 新生儿疾病筛查病种的选择标准

一、新生儿疾病筛查病种的选择标准

目前，国际上公认的新生儿疾病筛查病种的选择标准如下。

（1）疾病危害严重，可致残或致死。

（2）疾病的发生率相对较高，且发病机制与异常产物的关系已阐明。

（3）疾病早期无特殊症状，但有实验室指标能显示阳性。

（4）有准确可靠，适合在新生儿群体中大规模进行筛查的方法。假阳性率和假阴性率均较低，并易被家长所接受。

（5）已建立有效治疗方法，特别是通过早期治疗能逆转或减慢疾病发展或改善其预后。

（6）筛查费用、医学治疗效果及社会经济效益的比例合理，即投入—产出比的经济效益良好。

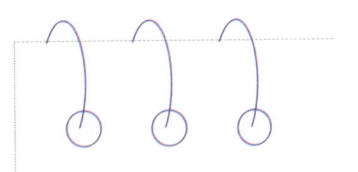

二、新生儿遗传代谢病筛查的发展

国外的新生儿遗传代谢病筛查起始于20世纪60年代。美国的Guthrie教授建立了采用细菌抑制法对滤纸干血斑苯丙氨酸进行半定量检测，对苯丙酮尿症进行筛查，新生儿疾病筛查迅速在欧美等国家普及。我国新生儿遗传代谢病筛查起始于20世纪80年代的上海新华医院，从最开始的针对新生儿先天性甲状腺功能减退症、苯丙酮尿症和半乳糖血症三种遗传代谢病进行筛查开始，到目前扩展为数十种遗传代谢病，如通过酶活性检测葡萄糖-6-磷酸脱氢酶缺乏症、溶酶体贮积症、生物素酶缺乏症等，通过免疫学测定内分泌紊乱（如先天性肾上腺皮质增生症），通过电泳技术进行镰状红细胞性贫血和血红蛋白病的筛查。串联质谱的应用实现了1个标本一次性筛查30余种氨基酸代谢病、有机酸代谢病和脂肪酸β氧化障碍性疾病。截至2021年，中国的新生儿多种遗传代谢病串联质谱筛查率约为50%。截至2022年，中国的苯丙酮尿症和先天性甲状腺功能减退症的新生儿筛查率约为98%。随着新的标志物、新的检测技术及新的治疗方法的出现，今后可能会有更多的遗传代谢病纳入筛查的常规目录，如脊髓性肌萎缩症、进行性肌营养不良、脆性X综合征等。分子检测技术的发展让新生儿基因筛查成为可能，其目的是涵盖更多可防可治的遗传性疾病，并提高部分病种的筛查效率，避免漏诊或延误诊治的情况。

第三节 新生儿基因筛查

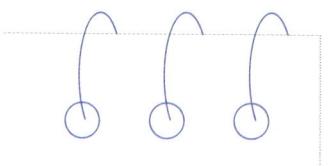

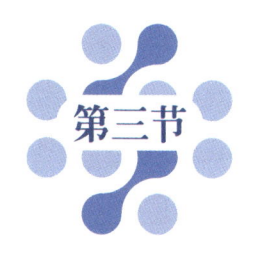

常规新生儿遗传代谢病生化筛查检测方法筛查病种有限，且存在某些疾病没有特异的生物标志物、有一定的假阳性或假阴性风险，以及疾病确诊周期长等问题，基因检测是对特定新生儿疾病的靶向DNA筛查，可以与新生儿遗传代谢病筛查相结合，对疾病进行鉴别诊断。

一、新生儿基因筛查的病种选择原则

新生儿基因筛查的病种选择原则在常规新生儿遗传代谢病筛查的基础上增加一点：该疾病目前尚无有效治疗方法，但对家庭再生育指导有帮助，并且致病基因是明确的单基因遗传性代谢病，具有肯定的基因—疾病关系，变异的致病性分析有合适对照人群大数据做参照。除了筛查以外，由于大多数遗传代谢病临床表现无明显特异性，并且大部分遗传代谢病患儿

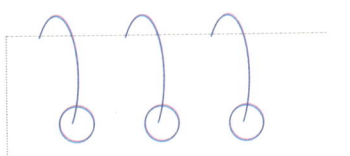

有临床无症状期，通常在感染、发热、饥饿或摄入大量蛋白质等诱因后发病。因此，对于临床高度怀疑遗传代谢病的婴幼儿，早期急性出现喂养困难、持续呕吐、电解质异常、代谢性酸中毒、高血氨、黄疸、顽固性低血糖、肝功能异常、抽搐及有特殊臭味是不能用一般疾病解释的，应高度怀疑为遗传代谢病，可进行基因检测，尽早确诊，并实施个体化的治疗，改善患儿预后。

新生儿基因筛查的流程包括筛查前的告知、签署知情同意书、标本采集、标本递送、实验室检测、数据解读、发布报告、筛查阳性患儿的召回，以及召回后案例的诊疗、遗传咨询及随访。

未来从生化筛查到生化联合基因筛查是新生儿疾病筛查的必然趋势。从个体基因检测到所有新生儿都能得到基因筛查，每个婴儿都应该平等获得基因检测和筛查的机会。新生儿基因筛查使疾病早期预测、预防、早诊、早治成为可能，将推动预防医学与临床医学的发展。从单病种或靶向基因测序到全基因组测序、从单基因遗传病筛查走向多基因遗传病筛查是未来的方向。新生儿基因筛查将引领传统医学（中医学）、现代医学（西医学）走向未来医学——精准医学（精准诊断、个性化治疗等）；新生儿基因筛查将推动遗传病检测、生物信息分析、遗传病诊断、遗传咨询医学人才队伍的建设；新生儿基因筛查将通过先

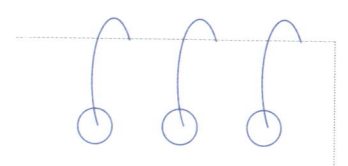

证者、再生育指导，推动优生优育、生殖医学的发展；新生儿基因筛查将促进基因工程药物的研发，推动药物基因组学和临床药学的发展。

二、新生儿基因筛查需要遵守的原则

（1）测序或其他遗传学方法不应取代原有的常规的新生儿疾病生化筛查方法。从技术实施层面来讲，分子检测技术难度明显高于常规生化检测技术。尽管它可以作为某些新生儿疾病的二阶筛查协助明确诊断，但是各新筛中心检测能力参差不齐，并非所有检测人员均具备相应的分子生物学专业知识背景作为支撑，要在所有新筛中心实行分子筛查检测技术有一定困难。从方法学角度来讲，虽然基因筛查可以和生化筛查进行联合应用，因个体遗传存在异质性和基因的复杂性，使得基因筛查检测对疾病的检出不可能像当前生化筛查方法一样灵敏和特异，即使是遗传异质性和复杂程度较低的疾病。

（2）与通常的遗传病诊断检测服务不同，新生儿基因筛查的目标人群主要是表型正常的新生儿。因此，需要有较好的遗传学基础、大数据分析能力的团队对检测结果进行数据分析、解读，特别是针对致病性或可疑致病性变异的检出，需要专业的遗传咨询师或临床医生对监护人做确切、全面的遗传咨询，包括相关疾病的病因、遗传方式、临床表现、诊治及再发

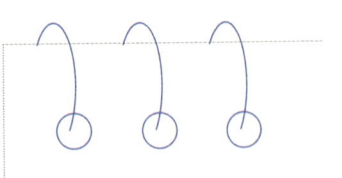

风险率等,指导再次生育;充分告知假阳性结果可能造成的心理影响和假阴性对婴儿的伤害。是否有足够的遗传咨询师为广大的受检者服务是一个重要因素。

（3）在遗传咨询过程中必须遵循公正、尊重患者自主、有益、无伤害的伦理原则,并严格保护婴儿及其家人隐私,必须保证相关信息的安全,避免可能会对筛查新生儿上学、就业和婚姻等带来不利影响。

虽然有孕前和产前的一级、二级出生缺陷预防措施,但因为遗传代谢病的复杂性和各种检测技术(包括分子检测)的局限性,遗传代谢病的检出率并非100%,须通过新生儿遗传代谢病筛查进行三级预防,尽量降低遗传代谢病对患儿造成的损害。

第二部分

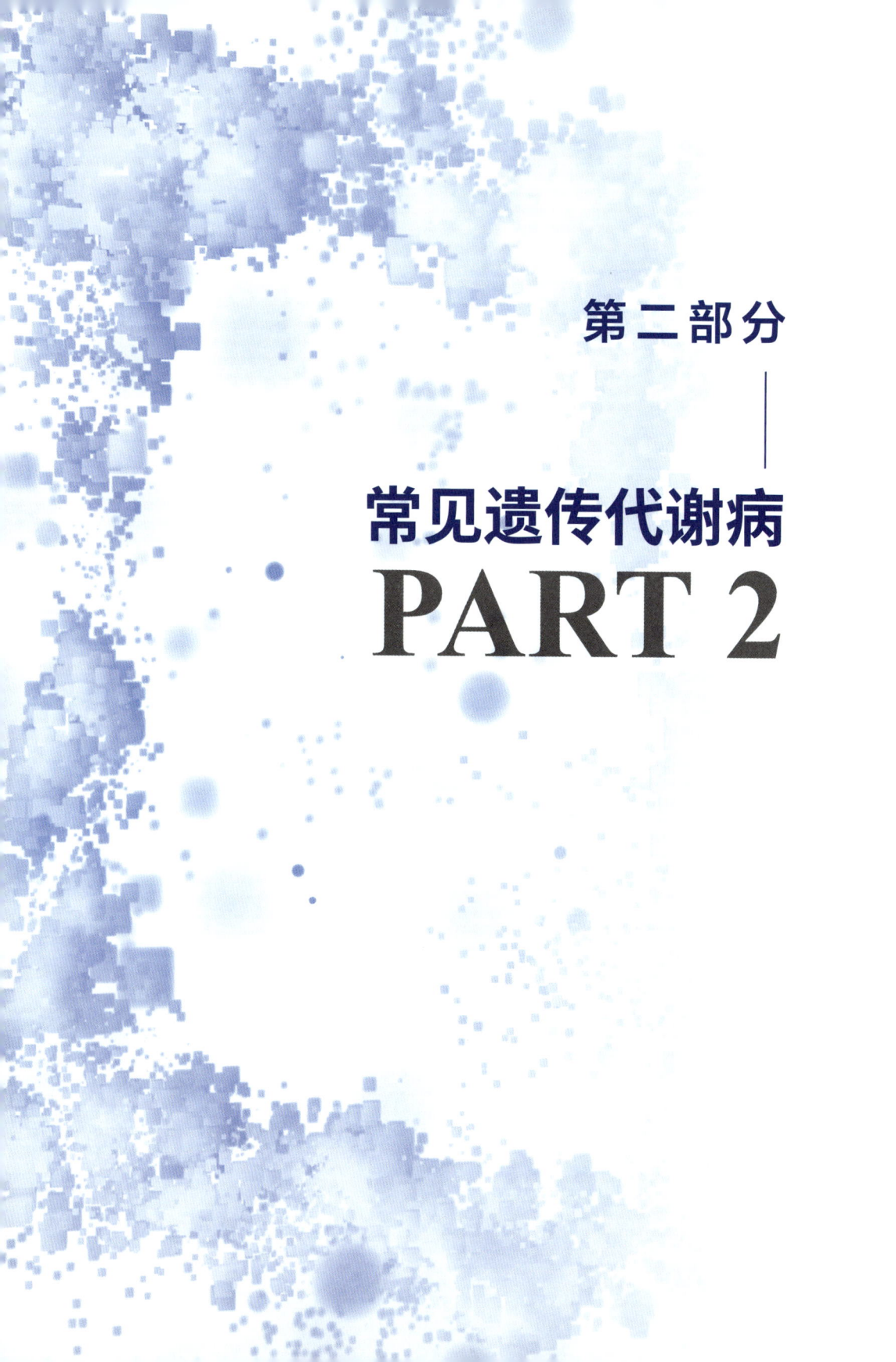

常见遗传代谢病
PART 2

第八章

氨基酸代谢病

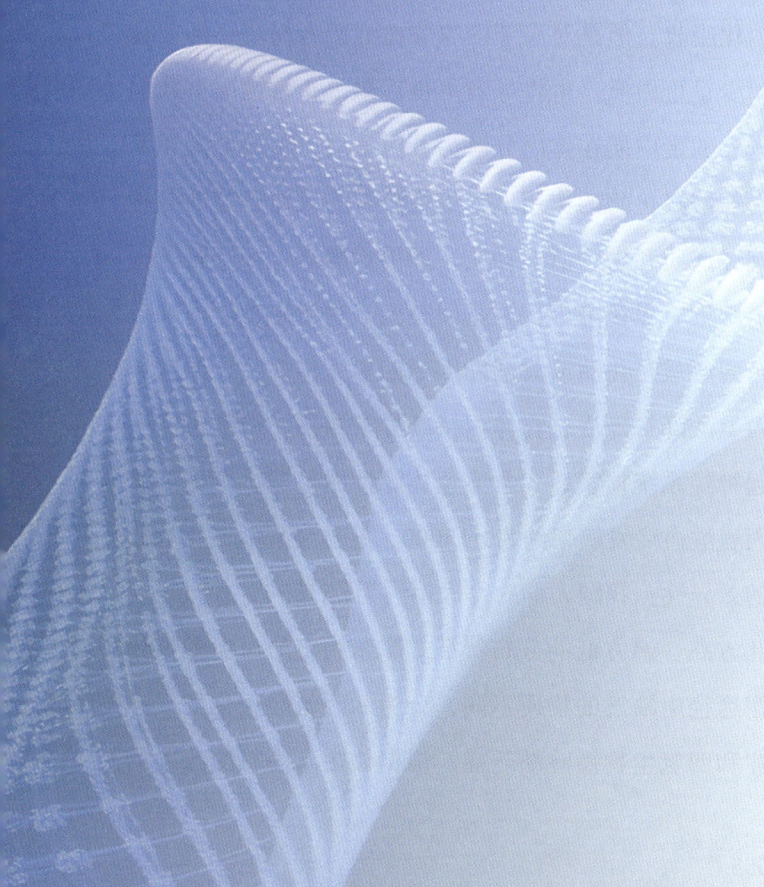

第一节

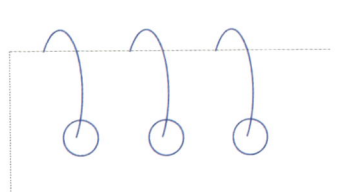

高苯丙氨酸血症

正常人可将肉类、鸡蛋、牛奶等普通蛋白质正常消化吸收。但是对高苯丙氨酸血症患者而言，即使食用少量蛋白质，也将导致不良后果。正常情况下我们进食的蛋白质在体内分解为苯丙氨酸，苯丙氨酸在苯丙氨酸羟化酶的作用下，最终分解为人体必需的各种神经递质和生物活性物质，如甲状腺素、多巴胺、肾上腺素、黑色素等，因基因突变，这类患者体内缺乏苯丙氨酸羟化酶或其辅助因子四氢生物蝶呤，导致苯丙氨酸降解障碍，在体内持续异常蓄积，浓度过高引起神经系统损害，为常染色体隐性遗传病。全球高苯丙氨酸血症发病率约为1/15000，并且呈现地域和种族的差异性；我国人群的发病率约为1/11000，并且呈现北方高、南方低的分布特征。高苯丙氨酸血症根据代谢途径中缺乏的物质不同，分为苯丙氨酸羟化酶缺乏症和四氢生物蝶呤缺乏症；根据体内苯丙氨酸浓度的

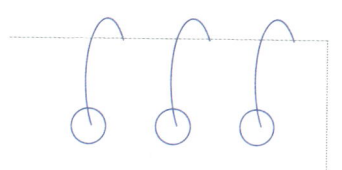

高低不同分为三种类型：经典型苯丙酮尿症（血苯丙氨酸浓度≥1200μmol/L或20mg/dL）、轻度苯丙酮尿症（血苯丙氨酸浓度360～1200μmol/L或6～20mg/dL）、轻度高苯丙氨酸血症（血苯丙氨酸浓度120～360μmol/L或2～6mg/dL）。

患者主要表现为神经精神异常，常合并癫痫，出现不同程度的智力发育落后，年长患儿有烦躁、易激惹、抑郁、多动、孤独症倾向等精神行为异常。由于缺乏黑色素，患者毛发变黄、皮肤白皙、虹膜颜色浅。因苯丙氨酸不能通过正常代谢途径降解，经旁路代谢后转化为苯丙酮酸、苯乙酸、苯乳酸。这些物质随尿液、汗液排出，患者可出现鼠臭体味。

新生儿遗传代谢病筛查是能够早期发现高苯丙氨酸血症患者的方法。在临床症状出现之前，体内苯丙氨酸浓度已增高的情况下诊断并开始治疗，结合基因检测进行分型诊断。

治疗原则是控制食物蛋白的摄入量，食用无/低苯丙氨酸含量的特殊奶粉（特奶）、特殊米、特殊面等特食。轻度高苯丙氨酸血症患者不需要控制饮食，但必须定期随访血苯丙氨酸值，做好体格、智力发育监测。对于轻度苯丙酮尿症和经典型苯丙酮尿症患者应终身控制苯丙氨酸摄入量，定期随访血苯丙氨酸值，将血值控制在理想范围内，做好体格、智力发育监测。不同年龄段患者其控制范围不同（表8-1）。苯丙

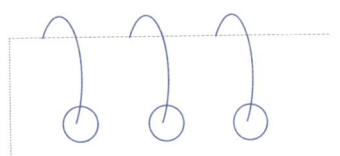

氨酸为人体内必需氨基酸，其浓度过高或者过低都会影响生长发育，防止治疗过度或控制太低导致苯丙氨酸缺乏至关重要。

表8-1　不同年龄段儿童生长发育蛋白需要量和血苯丙氨酸控制范围

年龄	蛋白需要量/[g/(kg·d)]	苯丙氨酸耐受量/(mg/d)	中国血苯丙氨酸控制范围/(mg/dL)	无苯丙氨酸氨基酸需要量/(g/d)
0~3个月	2.3~2.1	130~400	2~4	3~10
4~12个月	2.1~2.0	130~400	2~4	3~10
1~3岁	1.7~1.6	130~400	2~6	20~50
4~6岁	1.6	200~400	2~6	20~50
7~9岁	1.4	200~400	2~6	20~50
10~12岁	1.1	350~800	2~6	50~90
13~15岁	1.0	350~800	2~10	50~90
>15岁	0.9	450~1000	2~15	60~150

四氢生物蝶呤缺乏症和部分苯丙氨酸羟化酶缺乏症患者可口服四氢生物蝶呤辅助治疗，并可减少低苯丙氨酸特奶或特食摄入量，添加天然蛋白质食品，患者的生活质量可在一定程度上获得提升。

在治疗过程中，只要控制好血苯丙氨酸值，大多数患儿可以正常发育，与同龄人一样求学、就业、结婚、生育。已生育高苯丙氨酸血症患儿的夫妻，如考

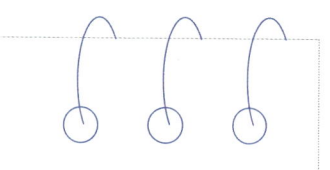

虑再生育，可进行产前诊断，明确胎儿是否患病，或采用胚胎植入前遗传学诊断，检测胚胎是否携带致病纯合突变或复合杂合突变，避免遗传病患儿出生，达到预防的目的。

病例

患儿，女，24天，因"新生儿遗传代谢病筛查发现苯丙氨酸增高"就诊。

病史： 患儿于生后4天采集足跟血进行新生儿遗传代谢病筛查检测，初筛苯丙氨酸值3.9mg/dL（参考范围<2.0mg/dL），召回复查，检查结果为9.4mg/dL。

家族史： 无特殊。

母亲孕产史： 无特殊。

实验室检查： 尿蝶呤谱分析结果正常。血二氢生物蝶啶还原酶（DHPR）活性正常。

血串联质谱结果： 血苯丙氨酸结果增高（检测值519.94μmol/L，参考范围为23~120μmol/L），苯丙氨酸/酪氨酸增高（检测值9.56μmol/L，参考范围为0.2~2.0μmol/L）。

尿有机酸检测结果： 苯乙酸、苯丙酮酸显著增高。

基因检测结果： 苯丙氨酸羟化酶基因复合杂合突变，分别来源于父亲和母亲。

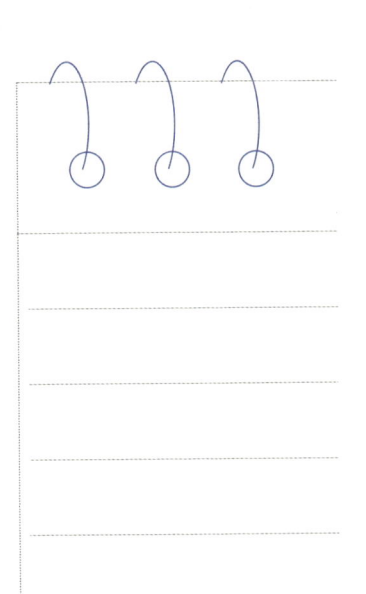

诊断：①轻度苯丙酮尿症。②苯丙氨酸羟化酶缺乏症。

治疗：低苯丙氨酸饮食治疗，限制天然蛋白质摄入量，补充无苯丙氨酸的特殊配方奶粉，并配合母乳喂养，之后定期随访复查血苯丙氨酸值为1~3mg/dL。

第二部分 常见遗传代谢病

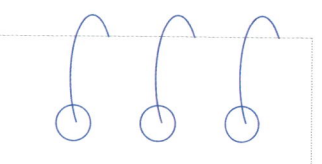

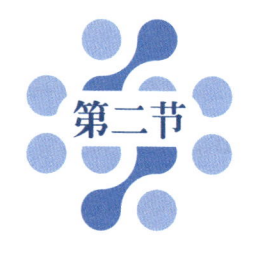

第二节

同型半胱氨酸血症

同型半胱氨酸是人体的必需氨基酸之一。它是甲硫氨酸代谢途径中的一个中间产物，由于人体内某些酶的缺乏，导致甲硫氨酸的中间产物同型半胱氨酸不能正常继续分解代谢，在体内堆积就会造成同型半胱氨酸血症。基因突变导致酶活性降低，是一种常染色体隐性遗传病，患病人群覆盖范围从胎儿到老年人，人群总体患病率高达约5%。

一、同型半胱氨酸血症的分类

根据代谢途径中缺乏的酶的不同，同型半胱氨酸血症分为Ⅰ型、Ⅱ型和Ⅲ型。同型半胱氨酸血症Ⅰ型患者缺乏胱硫醚β合成酶，同时伴有甲硫氨酸的增高。同型半胱氨酸血症Ⅱ型患者，因为维生素B_{12}代谢缺陷导致甲硫氨酸合成酶功能障碍，同型半胱氨酸不能正常代谢。同型半胱氨酸血症Ⅲ型患者缺乏亚甲基四氢叶酸

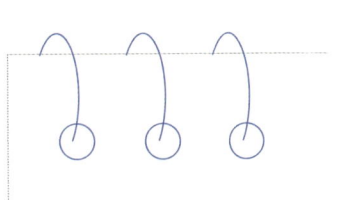

还原酶，与叶酸和维生素B_{12}的代谢途径相关联。Ⅱ型和Ⅲ型患者同型半胱氨酸增高但甲硫氨酸降低或正常，血清叶酸和维生素B_{12}多在正常水平，少数低于正常水平。因患者尿液中有大量同型半胱氨酸，所以此病又被称为同型半胱氨酸尿症。

堆积的同型半胱氨酸可导致神经、心脑血管、骨骼等多系统损害，出现血管栓塞及动脉粥样硬化，进而发展为心肌梗死、脑卒中。儿童患者可发生青光眼、白内障、视力进行性下降，甚至晶状体脱位、视网膜脱落、失明、智力发育障碍、反复抽搐、运动发育落后、全身骨质疏松、漏斗胸或鸡胸。婴儿期可出现呕吐、喂养困难、嗜睡、肌张力减低。新生儿可出现呼吸暂停发作、阵发性痉挛等严重后果。Ⅱ型和Ⅲ型因与叶酸和维生素B_{12}代谢有关，涉及造血系统和神经系统的发育，患儿常出现巨幼红细胞贫血、生长发育障碍、腹泻、口腔溃疡、癫痫、行为异常、低丙种球蛋白血症等。

同型半胱氨酸血症通过新生儿遗传代谢病筛查可实现早期发现。因同型半胱氨酸与甲硫氨酸代谢相关，当检测到血同型半胱氨酸浓度增高时，需关注甲硫氨酸浓度水平，早期诊断和治疗可以减轻疾病症状及预防各种并发症。如果在发病后开始治疗，患儿可发生不可逆性脑损伤。考虑采用分子检测方法区分不同酶缺乏导致的同型半胱氨酸血症，这样不仅可以针

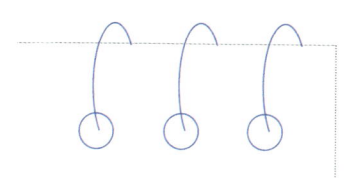

对不同型别侧重处理，还可对再次生育提出指导性建议。

二、同型半胱氨酸血症的治疗原则

同型半胱氨酸血症的治疗原则为减少同型半胱氨酸的产生，同时促进同型半胱氨酸的代谢，将血甲硫氨酸和同型半胱氨酸浓度维持在正常范围。治疗过程中应监测血压、神经精神症状、骨骼情况，保证儿童患者的生长发育。Ⅰ型患者口服维生素B_6，食用低或无甲硫氨酸的特殊配方奶粉或食物，减少甲硫氨酸的产生，进而减少同型半胱氨酸，同时补充神经发育所需的叶酸或亚叶酸。如口服维生素B_6无效，可服用甜菜碱。Ⅰ型患者药物治疗无效，应尽早考虑肝移植，可以改善患者的生存质量。Ⅱ型、Ⅲ型患者可服用甜菜碱、亚叶酸钙片，肌内注射维生素B_{12}，促进同型半胱氨酸的代谢，无须控制蛋白质的摄入量，正常饮食。

已生育同型半胱氨酸血症患儿的家庭考虑再生育时可接受胚胎植入前诊断，将辅助生殖技术与产前诊断技术相结合，植入前通过对胚胎进行基因分析，挑选不会因遗传导致同型半胱氨酸血症发生的胚胎进行移植，可防止家族中遗传风险高的同型半胱氨酸血症再发。因同型半胱氨酸可随尿液排出体外，因此可通过检测羊水中（在妊娠16~24周时抽取羊水）同型半

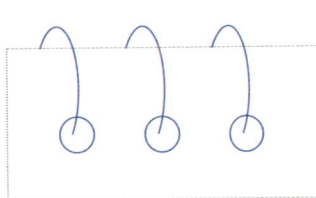

胱氨酸浓度来帮助判断，如胎儿患有同型半胱氨酸血症，羊水中总同型半胱氨酸可显著增高，结合胎儿羊水细胞遗传学诊断，可阻止患儿出生，达到二级预防的目的。

应注意非遗传性疾病或生理性因素导致的继发性高同型半胱氨酸血症。营养不良、素食、偏食、衰老、吸烟、长期饮酒、慢性胃肠疾病、肝胆疾病、肾病、恶性肿瘤常引起继发性的叶酸、维生素B_{12}、维生素B_6或者甜菜碱缺乏。此外，还应在针对病因进行治疗的基础上，均衡饮食，改善营养代谢状况。

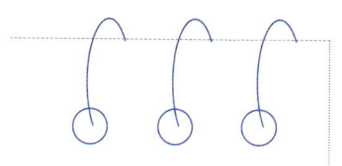

第三节 高甲硫氨酸血症

甲硫氨酸作为人体必需的氨基酸之一，通常由蛋白类食物供给。如果甲硫氨酸代谢过程中缺乏某些酶会导致甲硫氨酸代谢受阻，造成血甲硫氨酸浓度明显增高，这种情况称为单纯性高甲硫氨酸血症。该病在我国的发病率约为1/100000。造成单纯性高甲硫氨酸血症的三种酶分别是甲硫氨酸S-腺苷基转移酶、多种甲基转移酶、S-腺苷同型半胱氨酸水解酶。由于基因突变导致酶活性降低或缺失，属于常染色体隐性遗传病，少数为常染色体显性遗传。这有别于前面提到的同型半胱氨酸血症导致的继发性甲硫氨酸增高。甲硫氨酸需经过上述三种酶的代谢才可转化为同型半胱氨酸，同型半胱氨酸在胱硫醚β合成酶的作用下继续分解代谢。所以，单纯性甲硫氨酸血症患者会出现血同型半胱氨酸浓度降低，血甲硫氨酸浓度可达正常上限的数倍甚至数十倍及以上。针对缺乏的酶的种类，

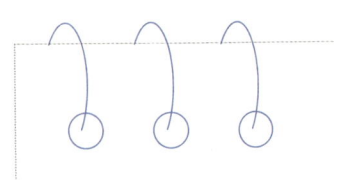

基因检测可以明确诊断。大部分单纯性高甲硫氨酸血症患者无临床表现，少数可出现生长发育迟缓、智力落后、肌张力减低、牙齿和头发异常、新生儿胆汁淤积、心肌病等。

新生儿遗传代谢病串联质谱筛查是单纯性高甲硫氨酸血症的首选检查方法。在临床症状出现之前，患者体内甲硫氨酸浓度已明显增高。早期发现，定期随访血甲硫氨酸值、同型半胱氨酸值，监测生长发育情况，有助于预防或减轻疾病对神经系统造成的损伤。对于单纯性高甲硫氨酸血症的治疗方法目前尚存在争议，主要方法包括服用无或低甲硫氨酸特殊配方奶粉或食物，限制甲硫氨酸的摄入量，使用肌酸和胆碱作为辅助治疗。

应注意某些疾病或生理因素导致的继发性甲硫氨酸增高，如希特林蛋白缺乏症所致的新生儿肝内胆汁淤积症、肝脏疾病、酪氨酸血症Ⅰ型。食用富含甲硫氨酸的早产儿配方奶粉或高甲硫氨酸饮食等也可能导致甲硫氨酸增高。

第四节

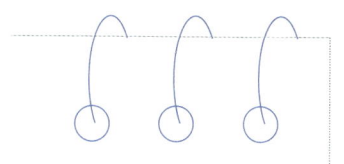

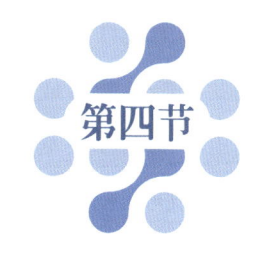

酪氨酸血症 I 型

人体内的酪氨酸一部分来源于苯丙氨酸，在苯丙氨酸羟化酶作用下分解代谢产生，另一部分来源于组织蛋白分解。酪氨酸是合成多巴胺、黑色素、去甲肾上腺素、肾上腺素、甲状腺素的起始物质。另外，它还帮助生成延胡索酸、乙酰乙酸参与糖和脂肪酸代谢。酪氨酸代谢途径中某些酶的功能发生缺陷可导致血酪氨酸增高，称为酪氨酸血症。因为基因突变导致相应的酶活性降低或缺失进而出现血酪氨酸升高的情况，是一种常染色体隐性遗传病。根据缺陷的酶的种类不同，酪氨酸血症分为 I 型、II 型和 III 型。

酪氨酸血症 I 型又被称为肝—肾型酪氨酸血症，由代谢下游环节的延胡索酰乙酰乙酸水解酶发生功能缺陷所致。由于该酶发生功能缺陷致使其旁路代谢毒性产物琥珀酰丙酮、琥珀酰乙酸大量在肝细胞及近端肾小管堆积，诱发肝、肾病变。琥珀酰丙酮可影响卟

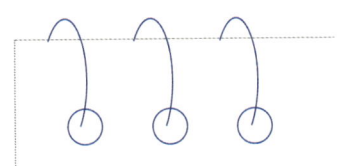

啉的合成，导致神经轴突变性，甚至脱髓鞘改变，进而引起周围神经病变。酪氨酸血症Ⅱ型又称眼—皮肤型酪氨酸血症，是由于酪氨酸氨基转移酶功能缺陷导致大量酪氨酸在眼和皮肤堆积，在角膜上皮细胞中形成结晶所致。该病以患者角膜增厚、皮肤掌跖角化，伴发育落后为特征。酪氨酸血症Ⅲ型最为罕见，是由于代谢上游环节的4-羟基苯丙酮酸二氧化酶功能缺陷导致智力发育延迟、共济失调等症状的一类以神经精神症状为主要表现的临床综合征。在三种类型中，病情最严重，相对多见的是酪氨酸血症Ⅰ型，但其单病种发病率也在几十万分之一至几万分之一，属于典型的罕见病。我国浙江省三种类型疾病的总体发病率约为730000。

酪氨酸血症Ⅰ型患者自出生后数周至成人期均可发病，病情急缓、轻重不同，个体差异显著，可分为急性型、亚急性型、慢性型。急性型患儿通常在2个月内起病，发病越早病情越重。以急性肝功能衰竭为主要表现，患者可出现呕吐、腹泻、腹胀、肝大、黄疸、贫血、出血倾向、生长迟缓及类似新生儿肝炎的症状。亚急性型通常于出生后2~6个月起病，除肝功能损害表现外，患者还表现为肾性糖尿、氨基酸尿、低磷酸盐血症性佝偻病、易激惹或嗜睡、角弓反张等肾功能及神经功能损害症状。慢性型通常在出生后6个月至2岁起病，临床症状以肝硬化、生长迟缓、糖尿、

第二部分 常见遗传代谢病

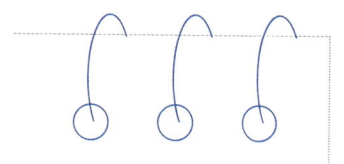

蛋白尿为主，合并低磷性佝偻病体征。部分患者并发肝细胞癌，出现以严重的出血倾向为主要表现的肝病危象和以痛性肌张力增高、呕吐、肠梗阻、肌无力为主要表现的神经危象。未治疗的酪氨酸血症Ⅰ型患儿通常于10岁前死亡。

新生儿遗传代谢病串联质谱筛查是发现酪氨酸血症Ⅰ型患者的有效措施。血酪氨酸浓度增高，如琥珀酰丙酮增高可协助明确诊断。患者常伴甲硫氨酸增高，部分患儿血苯丙氨酸、脯氨酸、苏氨酸、鸟氨酸、精氨酸、赖氨酸亦增高。尿有机酸分析显示，琥珀酰丙酮、4-羟基苯丙酮酸、4-羟基苯乳酸、4-羟基苯乙酸增高。一般化验常见血小板减少、白细胞减少、血浆白蛋白减少、转氨酶增高、凝血因子水平降低等肝功能损害、出血、贫血症状，部分患儿血清甲胎蛋白增高。进行基因检测可明确诊断，基因检测的结果对再生育有指导性作用。

酪氨酸血症Ⅰ型的治疗原则是减少酪氨酸的摄入量，减少有毒代谢产物的堆积，治疗并发症，恢复和维持机体正常功能。越早治疗，预后越好。首先，采用低苯丙氨酸和低酪氨酸饮食降低血浆酪氨酸水平。但不建议过度严格限制饮食，以免影响儿童的生长发育。而且过度严格限制饮食可导致组织蛋白分解增加，同样会使血浆酪氨酸水平增高。其次，使用代谢上游环节4-羟基苯丙酮酸二氧化酶阻滞剂药物尼替西

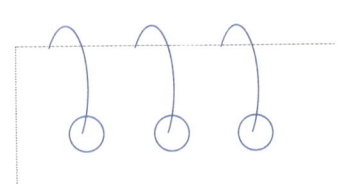

农可减少下游旁路毒性代谢产物琥珀酰丙酮的产生。慢性型酪氨酸血症Ⅰ型引发肝癌的患者若在饮食控制和药物治疗均无效时，可考虑肝移植，但是对2岁以上患儿的疗效有争议。

已生育酪氨酸血症患儿的家庭考虑再生育时可接受胚胎植入前诊断，将辅助生殖与遗传诊断相结合，在植入前对胚胎的基因进行分析，移植正常的胚胎，从而阻止家族中酪氨酸血症Ⅰ型再发。孕妇在妊娠11~13周采集胎盘绒毛或于妊娠16~24周抽取羊水进行遗传学诊断，可及时发现异常，达到二级预防的目的。

病例

患儿，男，3个月26天，因"腹胀、发现肝脏病变1个月余"入院。

病史：患儿1个月前接种疫苗（轮状病毒疫苗、脊髓灰质炎疫苗）后出现腹胀，呈弥漫性全腹胀。病程中出现发热，热峰38.4℃，无寒战、恶心、呕吐、呼吸困难、口唇青紫等不适，遂于当日至当地医院门诊就诊，行"腹部B超"等检查，予"开塞露、布洛芬"等治疗，体温可自行降至正常；治疗过程中再次出现发热，出现右侧腹股沟区青紫、肿胀、腹胀加重，行CT、B超、X线等检查发现"腹腔积液"，行"腹腔探查术"后发现肝脏

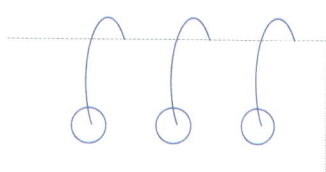

病变（取样检查）、双侧腹股沟斜疝（行手术治疗），住院16天后好转出院。次日患儿发热，热峰38.6℃，手术引流管拔除处不断有液体流出，治疗3天后患儿流液伤口逐渐愈合，病情好转，肝功检查结果提示仍存在肝功能损害；遂以"肝脏病变查因"收住院。

家族史：无特殊。

母亲孕产史：无特殊。

实验室及辅助检查：甲胎蛋白（AFP）>1000ng/mL。免疫球蛋白、白蛋白降低，补体C3、补体C4降低。凝血酶时间延长。总胆红素、直接胆红素、间接胆红素、胆汁酸、转氨酶、碱性磷酸酶明显增高。血氨115.28μmol/L，增高；乳酸8.8mmol/L，增高。腹腔彩超示：①腹、盆腔积液声像图。②肠腔内容物多，肠腔胀气明显声像图。肝胆胰脾肾彩超示：①肝实质回声增粗不均声像。②胆囊壁增厚、水肿声像。③脾脏轻度增大声像。④胰、脾、双肾声像图未见明显异常。脑电图：异常婴儿脑电图，背景δ波活动稍增多。肝组织病理活检：（肝组织）淤胆型肝损伤，未见肿瘤，（肝组织）慢性非特异性肝炎伴胆汁淤积型肝炎及脂肪变性，可见髓外造血。肝脏病理诊断报告：①淤胆型肝炎伴弥漫性肝脂肪变性，部分肝细胞有粗大黄褐色颗粒。②炎症和纤维化改良Scheuer评分：

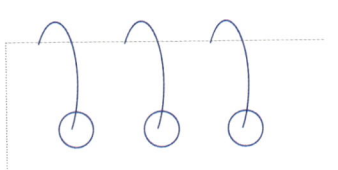

G4S3。

血串联质谱结果：酪氨酸增高（检测值为466.9μmol/L，参考范围为43.76～284.89μmol/L），甲硫氨酸增高（检测值为356.8μmol/L，参考范围为12.36～48.38μmol/L），此外精氨酸、瓜氨酸、苯丙氨酸均增高。

尿有机酸检测结果：4-羟基苯丙酮酸增高（检测值为9.1μmol/L，参考范围为0～5μmol/L），4-羟基苯乳酸增高（检测值为251.9μmol/L，参考范围为0～20μmol/L）。

基因检测结果：延胡索酰乙酰乙酸水解酶基因复合杂合突变，分别来自父亲和母亲。

诊断：①胆汁淤积型肝炎。②酪氨酸血症Ⅰ型。③中央型房间隔缺损（卵圆孔型）。④血小板减少。⑤肝结节。

治疗：维生素K_1防止出血，予熊去氧胆酸对症支持，多巴胺+盐酸消旋山莨菪碱改善循环、扩张胆管，考来烯胺降低胆汁酸。以无酪氨酸、苯丙氨酸的配方奶喂养。

第五节

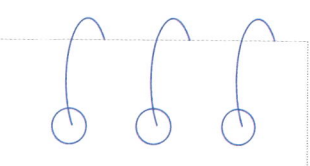

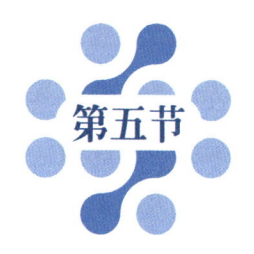

枫糖尿症

人体必需的氨基酸亮氨酸、异亮氨酸和缬氨酸统称为支链氨基酸。因基因突变导致支链氨基酸代谢途径中相关的酶活性降低或缺失，造成支链氨基酸在体内大量堆积的情况即为枫糖尿症。患者尿液中因含有大量α-支链酮酸而带有枫糖浆的气味，因而得名枫糖尿症。枫糖尿症属于常染色体隐性遗传病。枫糖尿症的发病率呈现出人群和地域差异性，该病在我国的发病率约为1/220000。参与支链氨基酸代谢的酶是一个复合体，即支链酮酸脱氢酶复合体，由α-酮酸脱氢酶（E_1）、二氢硫辛酰胺乙酰基转移酶（E_2）、二氢硫辛酰胺脱氢酶（E_3）组成。支链氨基酸代谢还需焦磷酸硫胺作为辅助因子参与发挥作用。上述任一酶发生基因突变均会导致这一酶复合体发生功能缺陷，造成支链氨基酸及其中间代谢产物α-支链酮酸蓄积，对患者脑组织产生神经毒性作用。不同类型枫糖尿症的

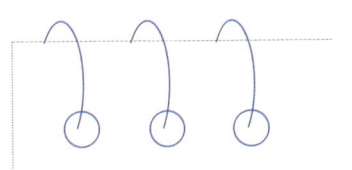

症状不同：①阻碍脑组织的能量代谢，引起急性或慢性脑水肿。②干扰大脑其他必需氨基酸转运，使谷氨酸、谷氨酰胺及γ-氨基丁酸降低，影响神经元生长和髓鞘形成障碍。③干扰大脑多巴胺、去甲肾上腺素、5-羟色胺等兴奋性和抑制性神经递质的合成。

枫糖尿症的严重程度主要取决于支链酮酸脱氢酶复合体酶活性受影响的情况。临床上将枫糖尿症分为经典型、轻型（中间型）、间歇型、维生素B_1有效型、二氢硫辛酰胺脱氢酶缺乏型。

一、经典型

经典型枫糖尿症最为多见，约占所有病例的75%，也是病情最严重的一种，酶活性仅为正常人的0%~2%。患儿出生时多表现正常，生后数日出现嗜睡、喂养困难、阵发性呕吐、昏迷、抽搐、肌张力增高、低血糖等神经系统症状，常有枫糖浆样体味或尿味。因病情进展迅速，若不及时治疗，多数患儿在生后数天死于严重的代谢紊乱。

二、轻型

轻型枫糖尿症又被称为中间型枫糖尿症，酶活性为正常人的3%~30%。多数患儿在新生儿期表现正常，但随着年龄增长，可表现出生长迟缓、智能发育落后的情况。部分患儿无神经系统的体征，但在感

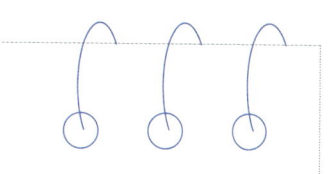

染、创伤等应激情况下，可表现为严重的代谢紊乱和脑损伤，甚至死亡。

三、间歇型

间歇型枫糖尿症患者的酶活性为正常人的5%~20%。间歇期可无症状，患者多因感染、手术、疲劳、摄入高蛋白饮食等因素诱发急性发作，出现嗜睡、共济失调等行为，少数出现智力低下，体味及尿液呈现枫糖浆气味。

四、维生素B$_1$有效型

此型也称硫胺有效型，临床表现与间歇型类似，用维生素B$_1$治疗可使临床及生化指标得到明显改善。

五、二氢硫辛酰胺脱氢酶缺乏型

此型极为罕见，患者的酶活性为正常人的0%~20%，临床表现与轻型类似。患儿出生时表现正常，后续可有生长发育延迟、肌张力低下、运动障碍、高乳酸血症等。

新生儿遗传代谢病串联质谱筛查是早期发现枫糖尿症患儿的有效措施。血中亮氨酸、异亮氨酸、缬氨酸浓度增高，尿有机酸检测发现α-支链酮酸，如α-酮异戊酸、α-酮异己酸、α-酮-β-甲基戊酸增高。头颅磁共振可显示患者脑髓鞘发育异常和脑性水肿。基因检

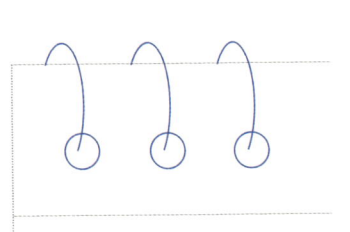

测可明确诊断，检测结果对再生育有指导性作用。

因大部分枫糖尿症患儿于生后数日急性起病，且伴随严重的神经系统损害症状，所以治疗原则是立即暂停亮氨酸、异亮氨酸、缬氨酸的摄入，同时腹膜透析排出积存在组织及体液中多余的支链氨基酸及其中间代谢产物α-酮酸，尽快改善代谢环境。越早接受治疗，预后越好。与此同时，还应注意补充其他必需与非必需氨基酸，并补充葡萄糖、脂肪等，以保证患儿热量摄入。无蛋白饮食状态不宜超过24小时，之后给予少量天然蛋白质，使包括支链氨基酸在内的所有必需、非必需氨基酸维持在正常水平。慢性期治疗的目的是供给足够的热量和营养以满足患儿生长发育所需，给予无或低含量支链氨基酸的特殊配方奶粉或低蛋白食物喂养，终身控制饮食，定期监测智力和体格发育。临床上对所有患儿都应进行维生素B_1负荷试验进行有效判断。经典型枫糖尿症患儿可采用肝移植治疗，虽然治疗效果好，但需考虑供体来源的限制。

已生育枫糖尿症患儿的家庭若考虑再生育，可接受胚胎植入前诊断技术助孕，并将辅助生殖与产前诊断技术相结合，在胚胎植入前进行胚胎基因分析，移植不携带导致枫糖尿症发生的隐性致病纯合或复合杂合的胚胎，可阻止家族中枫糖尿症再发。孕妇在妊娠11~13周采集胎盘绒毛或于妊娠16~24周抽取羊水进行遗传学诊断，可及时发现异常并阻止患儿出生，达到二级预防的目的。

第九章

尿素循环障碍

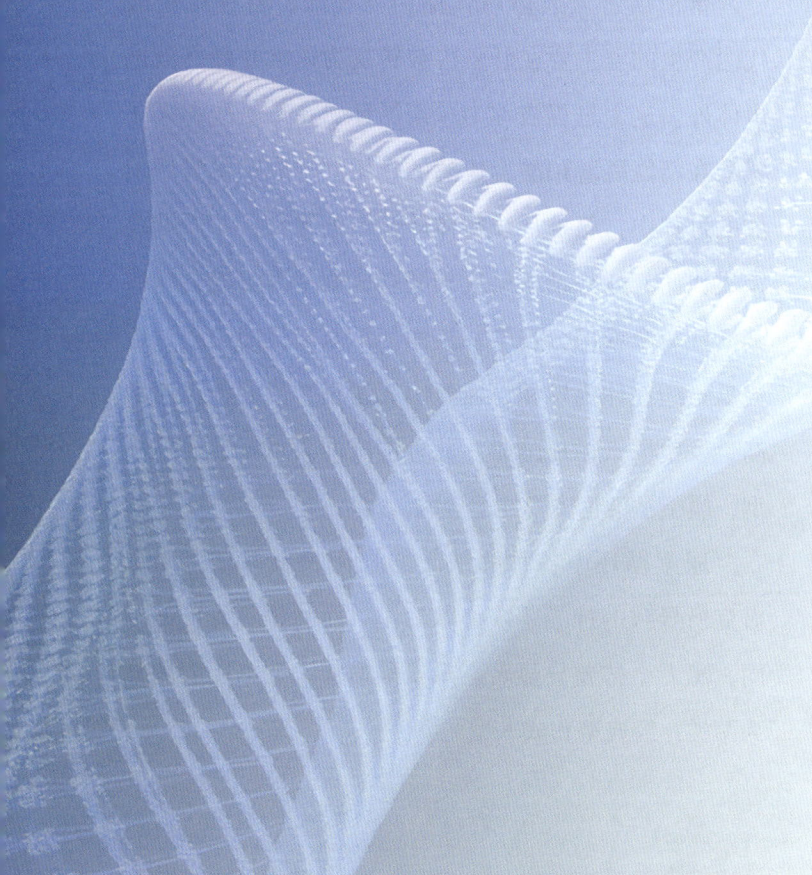

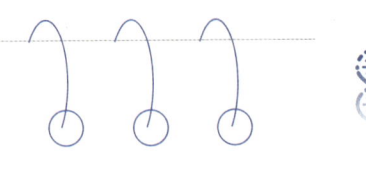

第一节 瓜氨酸血症Ⅰ型

蛋白质进入人体后代谢为氨基酸，各种氨基酸代谢产生的氨主要在肝脏内被转变为尿素并最终被排出体外。这个过程被称为尿素循环。在瓜氨酸和天冬氨酸在精氨酰琥珀酸合成酶的作用下合成精氨酰琥珀酸的过程中，氨被从线粒体转运至细胞浆，从而继续完成代谢。如果精氨酰琥珀酸合成酶基因突变会导致其活性完全或部分丧失，进而使瓜氨酸代谢受阻，造成瓜氨酸在体内堆积，血氨因无法正常代谢排出而增高，发生尿素循环障碍。此种情况即为瓜氨酸血症Ⅰ型，属于常染色体隐性遗传病。

尿素循环中各种酶缺乏的临床表现都是以高氨血症所导致的神经系统症状为主，而酶缺陷程度的不同，患者个体差异显著。瓜氨酸血症Ⅰ型临床表现分为两类：经典型和成人型。

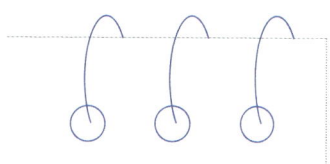

一、经典型

经典型瓜氨酸血症Ⅰ型多因全身性精氨酰琥珀酸合成酶缺乏所致，多于新生儿期起病。患儿出生时一切正常，但生后进食数日后因血氨增高逐渐出现喂养困难、呕吐、呼吸窘迫、意识障碍、四肢强直、惊厥、嗜睡等症状，如不及时处理预后不良。高血氨可导致脑水肿而危及生命，死亡率高，存活者多见智力、运动损害，以及脑萎缩。患儿血、尿瓜氨酸浓度显著增高。

二、成人型

成人型也称晚发型，可于青春期至成年发病，主要为肝脏的精氨酰琥珀酸合成酶缺乏所致。血、尿瓜氨酸浓度中度增高。常见临床症状为精神行为异常、肝功能损害，部分患儿有肝大、肝酶升高、急性肝衰竭和肝纤维化等表现。急性发作时因血氨急剧增高患儿可出现意识障碍、昏迷甚至猝死。

新生儿遗传代谢病串联质谱筛查有助于在临床症状出现之前发现经典型瓜氨酸血症Ⅰ型，常规检查尿乳清酸及尿嘧啶升高可协助诊断。经典型患者和迟发型患者的急性期血氨明显增高；迟发型患者在缓解期高氨血症不明显，但有肝酶、直接胆红素、间接胆红

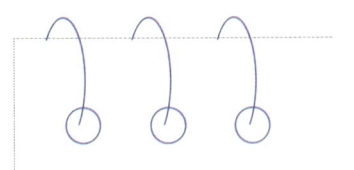

素升高，凝血时间延长等肝损害表现。瓜氨酸血症Ⅰ型须与瓜氨酸血症Ⅱ型及其他原发性或继发性高氨血症相鉴别。瓜氨酸血症Ⅱ型系希特林蛋白功能不足导致的血瓜氨酸浓度增高，且Ⅱ型患者血氨、血瓜氨酸升高水平较经典型瓜氨酸血症Ⅰ型为低，Ⅱ型患者脑病表现也没有瓜氨酸血症Ⅰ型患者严重。经血串联质谱检测可见，除瓜氨酸外，瓜氨酸血症Ⅱ型患者的苏氨酸、甲硫氨酸、酪氨酸、精氨酸水平增高。有机酸代谢病也会导致血氨增高，尿液有机酸分析有助于鉴别。基因检测可明确诊断，检测结果对再生育有指导性作用。

尿素循环障碍，包括瓜氨酸血症Ⅰ型，各环节的治疗原则和方法基本相同。疾病的预后与诊治早晚、临床类型、是否规范治疗及随访等因素相关。

（1）急性期：应立即停止蛋白质的摄入，进行肠外营养支持，补充能量，补充苯甲酸钠、苯乙酸钠、精氨酸以促进血氨的排出。对于药物治疗效果不理想的高氨血症患者，考虑血液透析。无蛋白摄入时间应控制在48小时以内，避免其他氨基酸缺乏。长期禁食也会增加组织蛋白分解，加重高氨血症，因此应监测血气、电解质、血糖、乳酸等指标。

（2）缓解期：应避免诱因，预防高血氨反复发作。患者要终身限制蛋白质摄入量，减少氨的生成，但同时须保证其他营养素和能量的摄入，以保证生长

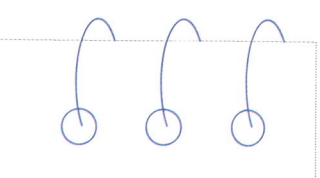

发育的需要。口服某些药物可促进氨的排出（同急性期），但继发性肉碱缺乏者需及时调整方案。对于重症患者应尽早行肝移植手术，已出现的神经系统损伤通常不可逆转。

已生育瓜氨酸血症Ⅰ型患儿的家庭若考虑再生育，可通过对植入前的胚胎进行基因分析，移植正常的胚胎，可阻止家族中瓜氨酸血症Ⅰ型再发。孕妇在妊娠11~13周采集胎盘绒毛或于妊娠16~24周抽取羊水进行遗传学诊断，可及时发现异常并阻止患儿出生，达到二级预防的目的。

第二节

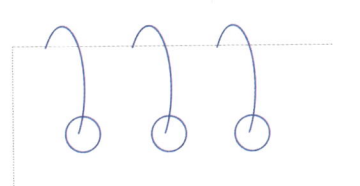

希特林蛋白缺乏症

希特林蛋白是分布于人体肝细胞线粒体内膜上的一种钙调节蛋白，主要作为天冬氨酸/谷氨酸转运的载体，将线粒体内合成的天冬氨酸转移细胞质与瓜氨酸结合，共同把氨转运出线粒体，同时把细胞质中的谷氨酸和质子转运进线粒体内，进行下一个尿素循环。希特林蛋白基因突变可导致其转运功能障碍，天冬氨酸无法被转运到细胞质参与尿素循环，线粒体内的氨无法正常转运至细胞质而排出体外，瓜氨酸升高。同时，为了维持尿素循环正常进行，必须通过草酰乙酸和谷氨酸结合的旁路途径在细胞质中额外产生天冬氨酸，这一过程伴随另一代谢物还原型烟酰胺腺嘌呤二核苷酸（NADH）的产生。随着尿素循环的不断进行，肝细胞胞质内堆积大量的NADH，引起各种代谢紊乱，如扰乱其他蛋白质及核酸合成、抑制脂肪酸氧化分解、促进脂肪合成（导致高血脂、高胆固醇），

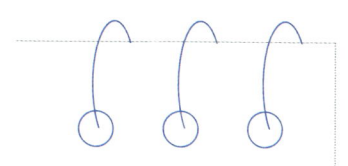

以及抑制糖酵解和糖异生导致低血糖等。这一过程还会限制天冬氨酸的产生，造成恶性循环。由于碳水化合物，如葡萄糖、米饭、面包等食物及含糖饮料在代谢过程中也会产生大量的NADH，加重代谢紊乱。因此，从理论上讲，碳水化合物过量摄入对于希特林蛋白缺乏症患者有一定危险性。希特林蛋白缺乏症属于常染色体隐性遗传病，我国的发病率约为1/68000。

根据希特林蛋白缺乏症的发病机制，可将其分为3个临床表型。

（1）新生儿肝内胆汁淤积症：常在新生儿期或婴儿期发病，患儿多于生后数月出现生长发育落后，多以迟发、复发或迁延性黄疸就诊，可见不同程度的肝、脾大，肝功能异常等表现，还常伴有低蛋白血症、凝血功能障碍、溶血性贫血、低血糖等。

（2）希特林蛋白缺陷导致的生长发育落后和血脂异常：常见于新生儿肝内胆汁淤积症缓解后和成人期发作的瓜氨酸血症Ⅱ型发作前，表现为甘油三酯和总胆固醇水平增高、高密度脂蛋白胆固醇降低、低密度脂蛋白胆固醇增高。患儿多在1~2岁发病，大部分患儿有典型的高蛋白、高脂肪和低碳水化合物饮食偏好。

（3）成人期发作的瓜氨酸血症Ⅱ型：多为11岁以上儿童（年长儿）或成人发病，以反复发作的高氨血症及相关神经、精神症状为特征，包括抽搐、行为异

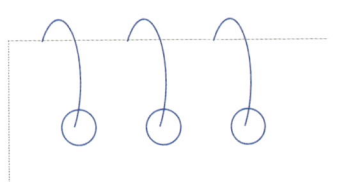

常、记忆障碍、定向力障碍或意识障碍。发病前常有感染、应激或大量蛋白摄入的诱因，病情进展迅速，部分患者可因高氨血症导致严重的脑水肿而死亡。

常规生化检查可发现胆红素、总胆汁酸、肝酶升高，凝血功能障碍、低蛋白血症、甲胎蛋白增高等肝功能损害表现，血清甘油三酯、胆固醇水平增高，血氨增高。影像学检查可见脂肪肝表现。新生儿遗传代谢病串联质谱筛查检测瓜氨酸、甲硫氨酸、苏氨酸、精氨酸、酪氨酸、苯丙氨酸等多种氨基酸增高，有助于早期发现新生儿肝内胆汁淤积症患儿。尿有机酸检测可见半乳糖、半乳糖醇、半乳糖酸、4-羟基苯乳酸、4-羟基苯丙酮酸升高。希特林蛋白缺乏症因缺乏特异性的临床和生化诊断指标，需要与半乳糖血症、酪氨酸血症、进行性家族性肝内胆汁淤积症相鉴别。基因检测可明确诊断，检测结果对再生育有指导性作用。

新生儿肝内胆汁淤积症的治疗应以饮食管理为基础，通过补充脂溶性维生素并改用限制半乳糖和强化中链甘油三酯的特殊配方奶粉喂养，症状可在1岁内缓解，但有个别患者因感染或肝硬化及其并发症而预后不良。对于生长发育落后和血脂异常、成年期的瓜氨酸血症Ⅱ型患者，饮食上应避免摄入过量碳水化合物；给予其精氨酸、苯甲酸钠、苯乙酸钠可降血氨，口服丙酮酸钠可以改善生长发育落后。针对瓜氨酸血症Ⅱ型，目前最有效的治疗措施是肝移植，但需考虑供体来源的局限性。

已明确诊断的家庭若考虑再生育，可对胚胎进行遗传学诊断，移植不致病的胚胎，阻止家族中希特林蛋白缺乏症再发。孕妇在妊娠11～13周采集胎盘绒毛或于妊娠16～24周抽取羊水进行产前诊断，可及时发现异常并阻止患儿出生，达到二级预防的目的。

第十章

有机酸代谢病

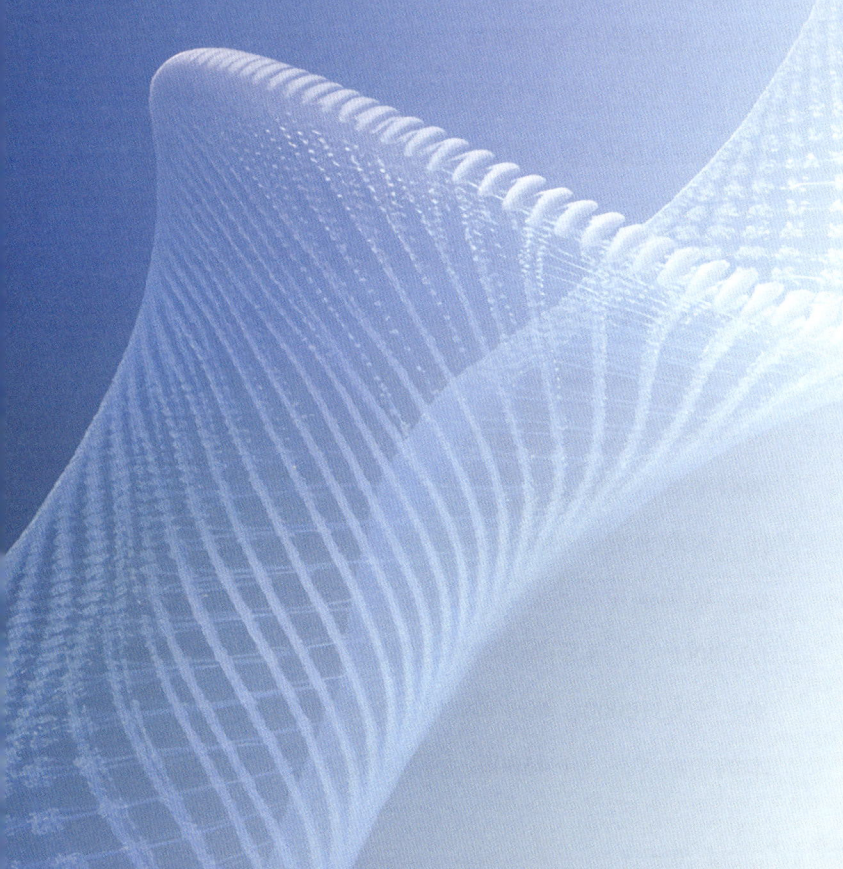

第一节

丙酸血症

　　进入人体内的缬氨酸、异亮氨酸、甲硫氨酸、苏氨酸、脂肪酸和胆固醇被分解代谢，主要产物丙酰辅酶A分布于各脏器的细胞线粒体内。丙酰辅酶A经丙酰辅酶A羧化酶的催化而转化为甲基丙二酰辅酶A，甲基丙二酰辅酶A最终转化为琥珀酰辅酶A，进入三羧酸循环，为人体提供能量。丙酰辅酶A是线粒体内的一种生物素依赖的羧化酶，其基因突变可导致酶活性缺陷，使丙酰辅酶A转化为甲基丙二酰辅酶A受阻，引起丙酰辅酶A、丙酰肉碱、丙酸、3-羟基丙酸、甲基枸橼酸和丙酰甘氨酸等代谢产物异常增高，这种情况即为丙酸血症。丙酸血症属于常染色体隐性遗传代谢病，我国的患病率约为1/190000，德国的患病率约为1/360000，西班牙的患病率约为1/120000，美国的患病率约为1/310000，澳大利亚的患病率约为1/140000，日本的患病率约为1/45000。丙酰辅酶A的代谢流程见图

第二部分　常见遗传代谢病

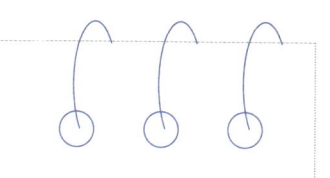

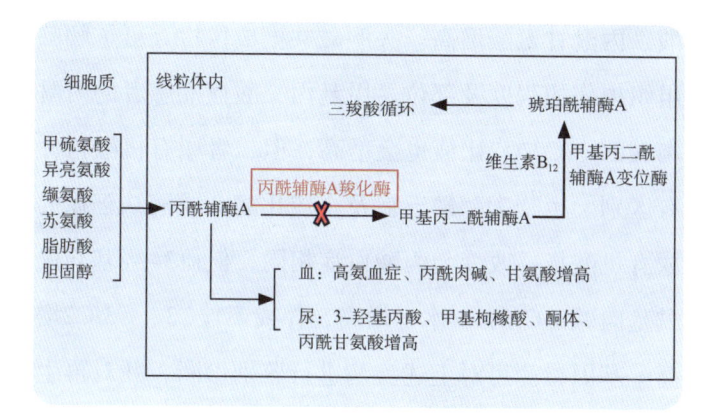

10-1。

图10-1　丙酰辅酶A的代谢流程

丙酸血症临床表现缺乏特异性，个体差异较大。对于新生儿，生后有一段时间无症状，数日后出现吸吮无力、喂养困难、呕吐、腹胀，并迅速进展为肌无力、嗜睡、惊厥等神经系统表现。若不及时治疗，患儿可出现昏迷、呼吸窘迫、低体温、脑水肿等症状，可在几天内出现永久性脑损伤甚至死亡。婴幼儿期起病的患儿或慢性进展的迟发型患者多表现为发育迟缓、运动障碍、肌张力低下、惊厥或昏迷，常有高蛋白饮食、感染、损伤或手术等诱发急性发作。

新生儿遗传代谢病串联质谱筛查检测可早期发现新生儿期起病的丙酸血症患儿。在临床症状出现之前即可发现血丙酰肉碱（C3）、丙酰肉碱/乙酰肉碱（C3/C2）增高。一般实验室检查可有贫血、全血细胞减少、酸中毒、血氨升高、乳酸升高等肝、肾功能

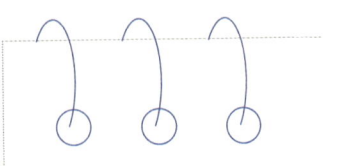

损害表现。尿有机酸检测可见3-羟基丙酸、甲基枸橼酸、丙酰甘氨酸增高。头颅磁共振成像检查可了解脑组织损伤的程度及部位。甲基丙二酸血症患者的丙酰肉碱C3、C3/C2比值也会增高，但二者尿有机酸指标有区别。生物素酶缺乏症及全羧化酶合成酶缺乏症的尿有机酸指标改变与丙酸血症相同，但血3-羟基异戊酰基肉碱（C_5OH）水平增高，伴或不伴C3、C3/C2增高。基因检测可对上述疾病进行鉴别诊断，并对再生育有指导作用。

新生儿期起病或处于急性期的迟发型患者应立即停止蛋白质摄入并给予足够能量，积极纠正酸中毒，合并严重高氨血症或酸中毒时应尽快利用血液或腹膜透析，使用精氨酸、苯甲酸钠、苯乙酸钠降血氨。新生儿改用去除缬氨酸、异亮氨酸、甲硫氨酸、苏氨酸的特殊配方奶粉。迟发型患者急性发作期间蛋白质停止摄入时间不宜超过48小时，以免造成营养不良和自身组织蛋白质分解。长期治疗应限制天然蛋白质的摄入，减少氨基酸的产生，以高热量饮食为主，新生儿可长期用特殊配方奶粉喂养，以保证其他营养成分的供给，保证生长发育。因体内大量内源性游离肉碱与丙酸结合形成丙酰肉碱，丙酸血症患者常发生继发性肉碱缺乏。丙酸血症患者可通过长期口服左卡尼汀来补充游离肉碱，从而促进丙酸的排出。短期内静脉滴注或肌内注射有助于控制急性酸中毒。

第二部分　常见遗传代谢病

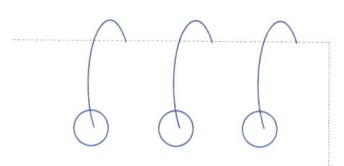

明确诊断的家庭考虑再生育时可对胚胎进行植入前诊断，移植不致病的胚胎，阻断家族中丙酸血症再发。孕妇在妊娠11~13周采集胎盘绒毛或妊娠16~24周抽取羊水进行产前遗传学诊断，可及时发现异常并阻止患儿出生，达到二级预防的目的。

病例

患儿，男，生后12小时7分钟，因"生后血糖偏低6小时15分钟"入院。

病史： 患儿出生时羊水清，哭声畅，四肢活动可，1分钟体红肢紫，Apgar评分9分，5分钟Apgar评分10分。生后4小时患儿血糖2.3mmol/L，予口服葡萄糖水10mL，3小时后复测血糖4.3mmol/L，再过3小时监测血糖2.3mmol/L，予口服葡萄糖水10mL后由产科转至新生儿重症监护室住院治疗。

生后无发热、面色反应差，无青紫、气促、呻吟及呼吸困难等。生后2小时配方奶10mL开奶，2~3小时喂养1次，小便及胎便已解。

家族史： 无特殊。

母亲孕产史： G1P1，自然受孕，孕期规律产检；孕期血压、血糖及甲功正常；产前发热，最高体温37.4℃，产前血常规：WBC 16.34×10^9/L，N 92.7%，使用头孢呋辛抗感染；胎膜早破26小时。

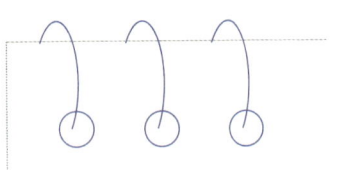

实验室检查： 入院时微量血糖3.1mmol/L。血气分析和脐动脉血气无异常。白细胞计数19.10×10^9/L，中性粒细胞百分比79.70%。血气分析提示存在失代偿性代谢性酸中毒。血氨187.73μmol/L，增高。

血串联质谱结果： 丙酰基肉碱增高（检测值32.76μmol/L，参考范围0.53~3.59μmol/L），C3/C2增高（检测值1.56，参考范围0.04~0.18）。同型半胱氨酸正常（检测值为13.85μmol/L，参考值<15μmol/L）。

尿有机酸检测结果： 甲基枸橼酸增高（检测值15.69μmol/L，参考范围≤0.35μmol/L）。

基因检测结果： 丙酰辅酶A羧化酶基因复合杂合突变，分别来源于父亲和母亲。

诊断： ①新生儿早发型败血症。②新生儿高氨血症。③新生儿颅内出血Ⅰ期。④失代偿性代谢性酸中毒。⑤新生儿呼吸困难。⑥丙酸血症。

治疗： 主要包含喂养方案、抗感染方案和神经系统治疗方案。

（1）喂养：患儿入院予普通配方奶粉（每次哺喂10mL），每3小时喂养1次，吃奶差伴呕吐、腹胀及呻吟，予禁食5天，持续胃肠减压2天，完善腹部超声及上消化道造影及血氨等检查，考虑有机酸代谢障碍，予特殊氨基酸奶粉喂养。

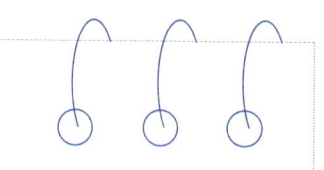

（2）感染：考虑为早发型败血症，予头孢哌酮舒巴坦抗感染治疗；完善腰穿，脑脊液常规等正常，排外颅内感染；抗生素治疗6天，排外感染停用抗生素。

（3）神经系统：患儿生后吃奶差、不哭、不动、肌张力差，完善头颅MRI及腰穿正常，实验室检测结果提示血氨增高，立即予精氨酸、维生素B_{12}降低血氨治疗7天，降血氨治疗后继续予维生素B_{12}及左卡尼汀改善代谢。

第二节 甲基丙二酸血症

进入人体的缬氨酸、异亮氨酸、甲硫氨酸、苏氨酸、脂肪酸和胆固醇的主要代谢产物是丙酰辅酶A。丙酰辅酶A在线粒体内转化为甲基丙二酰辅酶A，甲基丙二酰辅酶A在甲基丙二酰辅酶A变位酶的催化下生成琥珀酰辅酶A，进入三羧酸循环，为人体供能。如甲基丙二酰辅酶A变位酶基因突变导致其酶活性缺陷，或其辅酶钴胺素（维生素B_{12}）代谢障碍，造成甲基丙二酰辅酶A代谢受阻，其旁路代谢产物甲基丙二酸、丙酸、3-羟基丙酸、甲基枸橼酸等异常蓄积，引起脑、肝、肾等多脏器损伤的情况被称为甲基丙二酸血症（MMA），若为合并型甲基丙二酸血症，血同型半胱氨酸增高。甲基丙二酸血症是我国有机酸血症中最常见的类型，我国北方地区发病率低于南方地区，我国总体发病率约为1/15000，是目前采用串联质谱法检测新生儿遗传代谢病发病率第二高的疾病，仅次于高苯

第二部分 常见遗传代谢病

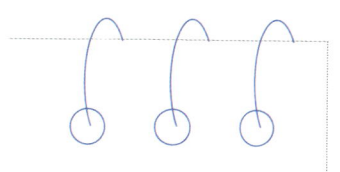

丙氨酸血症。丙酰辅酶A的代谢流程见图10-2。

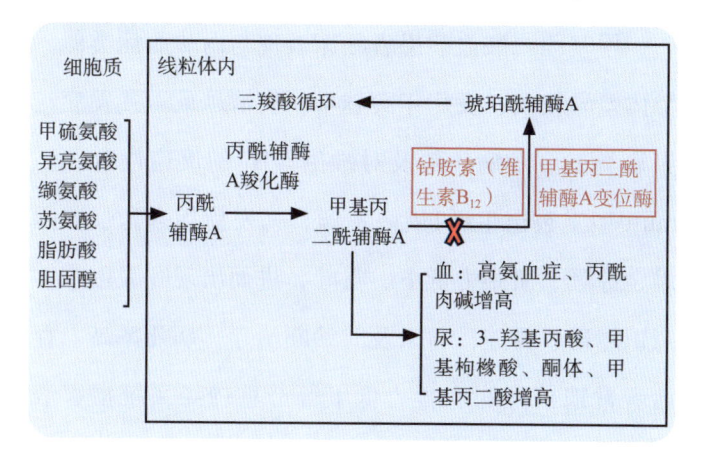

图10-2 丙酰辅酶A的代谢流程

根据酶缺陷的类型，甲基丙二酸血症可分为甲基丙二酰辅酶A变位酶缺陷及其辅酶钴胺素（维生素B_{12}）代谢障碍两大类。根据是否合并同型半胱氨酸增高，可被分为单纯型甲基丙二酸血症和甲基丙二酸血症合并同型半胱氨酸血症。甲基丙二酰辅酶A变位酶缺陷分为酶活性完全缺陷的mut0型、酶活性部分缺陷的mut-型，均属于单纯型甲基丙二酸血症。钴胺素代谢障碍中，cblA、cblB和cblD-变异型2，这3个亚型属于单纯型甲基丙二酸血症；cblC、cblD、cblF和cblJ，这4个亚型属于合并型甲基丙二酸血症；还有1个亚型，cblX，生化表现既可以是单纯型甲基丙二酸血症，也可以是合并型甲基丙二酸血症。除cblX属于X连锁隐性遗传外，其余均属于常染色体隐性遗传。我国cblC型

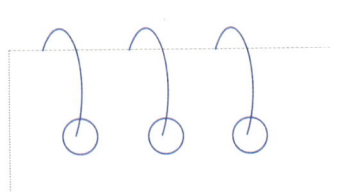

的合并型甲基丙二酸血症最为多见。

甲基丙二酸血症患者临床表现与丙酸血症类似，个体差异较大，发病年龄越早，病情越重。并发症与患病类型、发病年龄及对维生素B_{12}的反应性有关。mut0型半数出生后1周内发病，初发症状多为喂养困难、惊厥、肌张力低下、呕吐，进而出现呼吸困难、意识障碍、昏迷，若未及时诊断治疗，病死率高。存活者常遗留癫痫、智力低下等严重神经系统损害表现。慢性进展的迟发型患者常因发热、饥饿、高蛋白饮食、感染等诱发代谢性酸中毒，急性发作时可出现呕吐、呼吸困难、意识障碍等症状。但随着本病筛查的普及，发现了一些无症状的"良性"甲基丙二酸血症。

新生儿遗传代谢病串联质谱筛查检测可早期发现新生儿期起病的甲基丙二酸血症。在临床症状出现之前，可见血丙酰肉碱（C3）、丙酰肉碱/乙酰肉碱（C3/C2）增高。合并型甲基丙二酸血症患儿血及尿同型半胱氨酸增高，甲硫氨酸正常或降低。一般实验室检查可有贫血、全血细胞减少、酸中毒、血氨升高、乳酸升高等肝、肾功能受损表现。尿有机酸检测可见3-羟基丙酸、甲基枸橼酸、甲基丙二酸增高，此项有别于丙酸血症。单纯型甲基丙二酸血症肌内注射维生素B_{12}负荷试验有助于区分不同型别，指导治疗。

第二部分 常见遗传代谢病

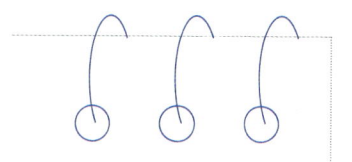

根据对维生素B_{12}治疗是否有效，甲基丙二酸血症可分为维生素B_{12}有效型和维生素B_{12}无效型。若维生素B_{12}治疗后临床症状好转，血液C3、C3/C2比值及尿甲基丙二酸治疗后较治疗前下降50%以上，可判断为维生素B_{12}有效型。部分患儿呈现维生素B_{12}部分有效，血液C3、C3/C2及尿液甲基丙二酸水平有所降低（均低于50%）。大部分甲基丙二酰辅酶A变位酶缺陷型患者对维生素B_{12}治疗无效，而钴胺素代谢障碍中的cblC、cblD、cblF和cblJ型患者对维生素B_{12}治疗均有效，大部分cblA型患者对维生素B_{12}治疗有效。因为每个型别对应的基因不同，基因检测是甲基丙二酸血症分型最可靠的依据。基因检测结果不仅可以指导治疗，对再生育也有指导意义。

对于新生儿期发病或者处于急性发作期的迟发型患者，严重的酸中毒和神经系统损伤常危及生命，所以当高度怀疑为甲基丙二酸血症时可立即限制蛋白质摄入，保证足够热量供给，静脉滴注或口服补充左卡尼汀[100~300mg/（kg·d）]。消除继发性肉碱缺乏，有助于控制急性酸中毒发作，可同时大剂量注射维生素B_{12}（1~10mg/d）。维生素B_{12}有效型患者可长期维持使用维生素B_{12}。此外，如为合并型甲基丙二酸血症患者，一般无须限制蛋白质，可长期服用甜菜碱、左卡尼汀、叶酸，正常饮食，以免造成甲硫氨

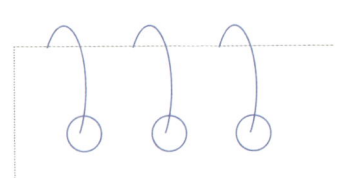

酸等多种氨基酸缺乏，导致营养不良、免疫力下降等并发症。cblC型的合并型患者合并脑积水，必要时可手术治疗。对维生素B_{12}无效型的单纯性甲基丙二酸血症，新生儿应改用去除异亮氨酸、甲硫氨酸、缬氨酸、苏氨酸的特殊配方奶粉。对于年长儿患者或成年患者的长期治疗，需根据个体情况调整天然蛋白质摄取量，为防止机体必需氨基酸缺乏，给予最低天然蛋白质量（表10-1），以满足生长发育的基本需求，同时给予左卡尼汀［30~200mg/（kg·d）］维持治疗，补充维生素A、维生素D、叶酸、钙、锌等。对于合并贫血、心肌损伤、肝损伤、肾损伤的患者，需给予维生素B_{12}、叶酸、铁剂、果糖、保肝药物等治疗。

表10-1　维生素B_{12}无效型MMA稳定期蛋白质摄取量

单位：g/（kg·d）

年龄	天然蛋白质	特殊配方奶粉	总蛋白质
0~12个月	1.0~1.5	1.0~0.7	1.7~2.5
1~4岁	1.0~1.5	1.0~0.5	1.5~2.5
4~7岁	1.0~1.5	0.5~0.2	1.2~2.0
7岁	0.8~1.2	0.4~0.2	1.0~1.6

已明确诊断的家庭若考虑再生育，可对胚胎进行植入前遗传学诊断分析，移植不致病的胚胎，并结合产前诊断阻止家族中甲基丙二酸血症再发。孕妇在妊

第二部分 常见遗传代谢病

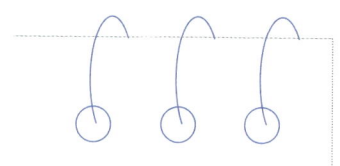

娠11~13周采集胎盘绒毛或在妊娠16~24周抽取羊水进行产前遗传学诊断，可及时发现异常并阻止患儿出生，达到二级预防的目的。

病例

患儿，男，出生40分钟，因"生后青紫、呼吸困难25分钟"入院。

病史：患儿出生时羊水清，予初步复苏，心率>100次/分，哭声畅，四肢活动，反应可，体红肢紫，Apgar评分9分，5分钟Apgar评分10分。脐带、胎盘未见异常。生后15分钟出现呼吸困难、青紫，予常压吸氧，青紫缓解，但不能离氧。常压吸氧下转入新生儿科。

家族史：无特殊。

母亲孕产史：G3P1，自然流产2次；孕前有甲状腺功能减退症，口服优甲乐（50μg/d）。此次自然受孕，孕26+周诊断GDM，予胰岛素治疗，血糖控制可；孕期血压正常。产前无发热，产前血常规：WBC 5.55×10^9/L，N 73.7%；CRP未做。

实验室检查：入院时血糖、血气正常。同型半胱氨酸：123.27μmol/L，明显升高。白细胞计数0.96×10^9/L，明显降低。血氨68.95μmol/L，乳酸3.35mmol/L。

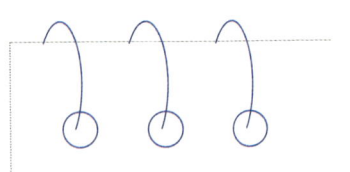

血串联质谱结果：丙酰基肉碱C3增高（检测值9.27μmol/L，参考范围0.53～3.59μmol/L），C3/C2增高（检测值0.48，参考范围0.04～0.18），甲硫氨酸降低（检测值5.66μmol/L，参考范围13.08～50.45μmol/L）。

尿有机酸结果：甲基丙二酸增高（检测值15.26μmol/L，参考范围≤3μmol/L），甲基枸橼酸增高（检测值1.22μmol/L，参考范围≤0.2μmol/L）。

基因检测结果：钴胺素代谢障碍中的cblC型基因纯合突变，分别来自父亲和母亲。

诊断：①新生儿呼吸困难原因待查。②新生儿呼吸衰竭。③母体甲状腺功能减退的新生儿。④甲基丙二酸血症合并同型半胱氨酸血症cblC型。

治疗：肌内注射维生素B_{12} 1mg/（kg·d），补充维生素B_6 100mg/（kg·d）、叶酸片10mg/（kg·d），补充左卡尼汀200mg/（kg·d），相对限制天然蛋白量在1～1.5g/（kg·d）。

第二部分　常见遗传代谢病

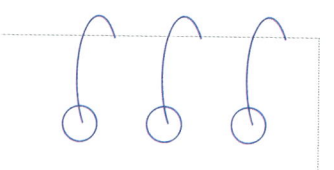

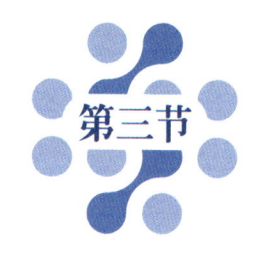

第三节

戊二酸血症Ⅰ型

　　进入人体的色氨酸、赖氨酸、羟赖氨酸分解代谢后，其产物戊二酰辅酶A进入线粒体，在戊二酰辅酶A脱氢酶的作用下继续转化代谢。如果戊二酰辅酶A脱氢酶基因突变可导致其酶活性降低或丧失，赖氨酸、羟赖氨酸及色氨酸分解代谢受阻，其产物戊二酰辅酶A通过旁路代谢途径产生大量的戊二酸、3-羟基戊二酸，并与游离肉碱结合形成戊二酰肉碱，此种情况被称为戊二酸血症Ⅰ型，属于常染色体隐性遗传病。该病在我国的总体发病率约为1/200000。

　　因大量的戊二酸、3-羟基戊二酸在脑组织中堆积，大脑组织与神经元受损，患者表现出一系列神经精神症状。但新生儿期多数症状不典型，常表现为肌张力低下，大部分患儿头围增大，可为早期诊断提供依据。如不及时治疗和干预，婴幼儿患者因为发热、感染或接种疫苗等因素可发生运动能力丧失、肌张力

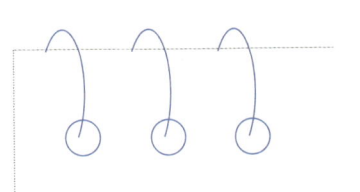

低下、智力倒退、惊厥、反复顽固性抽搐等症状。晚发型的儿童或成年患者表现为运动迟缓、肌张力异常和进行性运动障碍，智力发育基本正常。

因戊二酸血症Ⅰ型的新生儿临床表现不典型，可通过新生儿遗传代谢病串联质谱筛查早期发现，血戊二酰肉碱（C5DC）浓度增高，有助于早期诊断。尿、脑脊液有机酸检测结果提示戊二酸、3-羟基戊二酸显著增高；头颅CT或MRI检查结果多提示脑室扩大、脑皮质萎缩和豆状核缩小等脑发育不良表现，同时有脑积水；脑电图提示异常婴儿脑电图。基因检测能明确诊断，检测结果对再生育有指导作用。

如能在新生儿期进行饮食干预，绝大多数患者预后良好。戊二酸血症Ⅰ型的治疗原则是通过饮食及药物维持代谢，减少有毒物质对大脑的损伤，防止急性脑病危象的发生，减少神经系统并发症。急性期患者应停止天然蛋白质摄入，新生儿改用不含赖氨酸、色氨酸的特殊配方奶粉，并保证足量高碳水化合物的供给，同时补充左卡尼汀，预防继发性肉碱缺乏，发生癫痫者可接受抗癫痫治疗。稳定期应限制食物中赖氨酸、色氨酸的摄入量。新生儿、婴幼儿必须保证生长发育的其他矿物质、维生素的摄入，保证能量的供给。因体内大量内源性游离肉碱与戊二酸结合形成戊二酰肉碱，戊二酸血症Ⅰ型患者常发生继发性肉碱缺乏。戊二酸血症Ⅰ型患者可长期口服左卡尼汀补充游

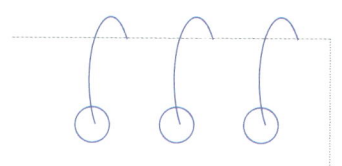

离肉碱，以促进戊二酸的排泄。维生素B₂对于部分患者有效。神经系统受损导致运动障碍、肌张力低下的患者需要联合物理康复、药物等治疗。

明确诊断的家庭考虑再生育时可对胚胎进行植入前遗传学诊断，移植不致病的胚胎，结合产前诊断阻止家族中戊二酸血症Ⅰ型再发。孕妇在妊娠11～13周采集胎盘绒毛或于妊娠16～24周抽取羊水进行产前诊断，可及时发现异常并阻止患儿出生，达到二级预防的目的。

病例

患儿，男，10个月零5天，因"反复抽搐16天"就诊。

病史：患儿于入院前半月余，因感冒发热出现抽搐，曾在当地接受"地西泮止惊、甘露醇脱水降颅压、咪达唑仑持续泵入"等抗癫痫治疗，但抽搐仍未停止，于当地医院行头颅MRI示双侧颞极及外侧裂池区囊性信号，考虑蛛网膜囊肿。入院后咪达唑仑及丙戊酸钠持续泵入镇静止惊、肌内注射地西泮及苯巴比妥钠止痉、口服左乙拉西坦及氯硝西泮抗癫痫，仍出现反复抽搐症状。脑电图：婴儿期异常脑电图。背景活动慢化，前头部δ慢波发放，右侧稍著；双侧额、中央、前颞区棘波、棘慢波发放，右侧著。起病以来，患儿出现智力倒退，运动

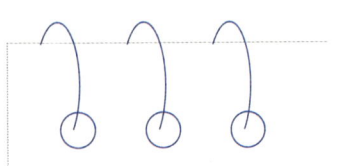

能力倒退，能竖头，不能独坐。

母亲孕产史：G1P1，足月剖宫产出生，出生体重3800g，出生无窒息，既往无特殊。

实验室检查：血、尿、大便常规化验无明显异常。肝功能、肾功能、肌酶、血糖正常。脑脊液常规、生化及免疫未见明显异常。肺炎支原体阴性，巨细胞病毒、结核分枝杆菌核酸检测、单纯疱疹病毒2型未见异常，EB病毒阳性。脑脊液细菌涂片墨汁染色检查：未见隐球菌，脑脊液培养阴性。脑脊液及血清自身免疫性脑炎相关抗体24项均为阴性。

血串联质谱结果：戊二酰肉碱（C5DC）升高（检测值4.0μmol/L，参考范围0.05~0.3μmol/L），C5DC/C8（辛酰基）升高（检测值64.56μmol/L，参考范围0.99~4.37μmol/L），C5DC/C3DC（丙二酰肉碱）升高（检测值10.54μmol/L，参考范围0.3~2.5μmol/L）。

尿有机酸结果：戊二酸升高（检测值908.01mmol/L，参考范围0~8mmol/L），3-羟基戊二酸升高（检测值5.09mmol/L，参考范围0~1mmol/L）。

基因检测结果：戊二酰辅酶A脱氢酶基因纯合突变，分别来自父亲和母亲。

诊断：①癫痫持续状态。②戊二酸血症Ⅰ型。③脑发育不良。④EB病毒感染。⑤蛛网膜囊肿。

第二部分　常见遗传代谢病

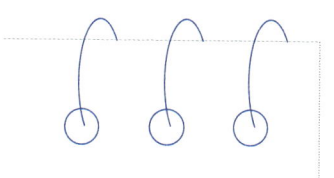

治疗：头孢曲松抗感染、更昔洛韦抗病毒、甘露醇脱水防治脑水肿、积极补液等。限制赖氨酸摄入，嘱选用戊二酸血症Ⅰ型所需的特殊配方奶粉喂养；鼻饲母乳、糖水，补充足量高碳水化合物，保证能量供给。口服氯硝西泮及左乙拉西坦抗癫痫，停用丙戊酸钠，加用静脉左卡尼汀补充肉碱，口服维生素B_2，无明显抽搐。生命体征平稳，出院后遵医嘱治疗，新生儿遗传代谢病专病门诊定期随访。

第十一章

脂肪酸β氧化障碍代谢病

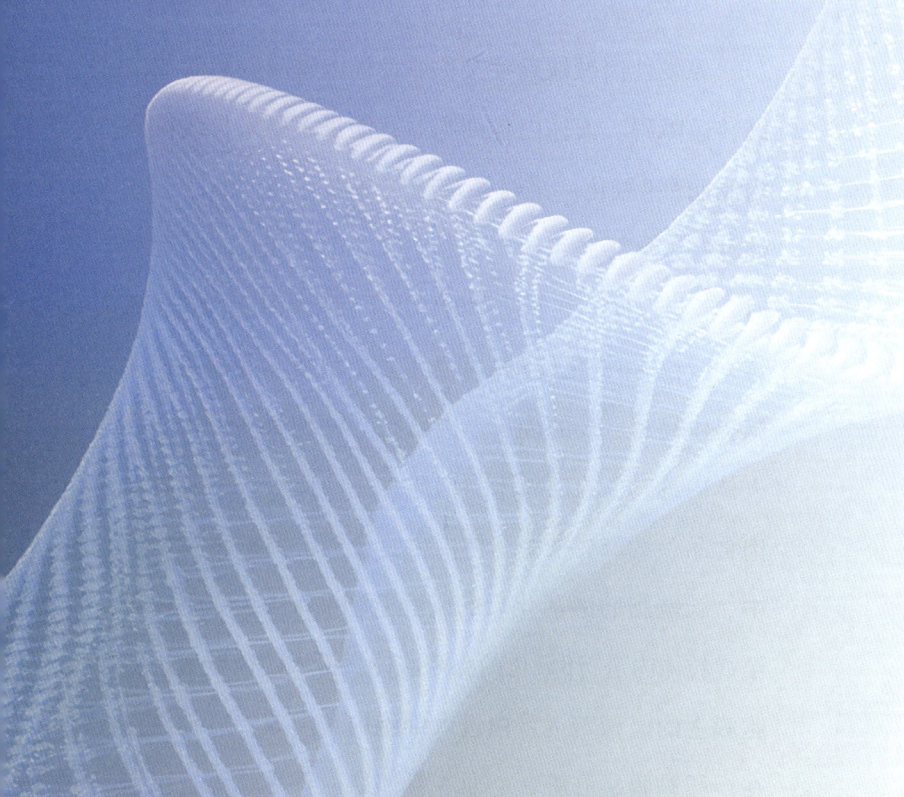

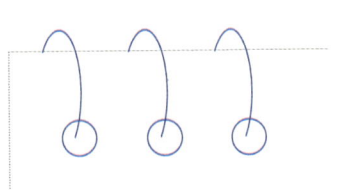

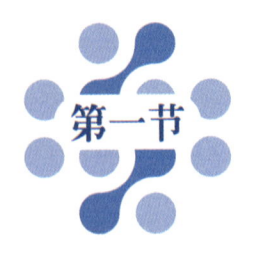

第一节 原发性肉碱缺乏症

原发性肉碱缺乏症又称原发性肉碱吸收障碍或肉碱转运障碍。人体内各细胞器官能量主要来自线粒体内脂肪酸β氧化。平时长链脂肪酸以甘油三酯的形式储存在人体脂肪组织中，在空腹、禁食或长时间运动时，长链脂肪酸在脂肪酶的作用下活化为脂酰基辅酶A进入线粒体β氧化代谢，可为心肌、肝脏、骨骼肌、大脑提供高达80%的能量。肉碱是一种类氨基酸物质，人体内约75%的肉碱来自肉质食品的摄入，主要为瘦肉食品，约25%来源于体内自身合成。肉碱主要是将中、长链脂肪酸活化后的脂酰基辅酶A从细胞质转运至线粒体内进行β氧化的必需载体。摄入的肉碱通过细胞膜上的肉碱转运蛋白进入细胞内，肉碱转运蛋白存在于肠黏膜、肝脏、心肌、骨骼肌、肾小管等组织细

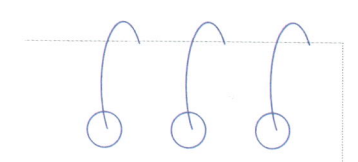

胞膜上。肉碱转运蛋白基因突变可导致其功能缺陷，进入人体的肉碱不能从肠道转入血液，进而无法从血液中（细胞外）被转运至组织细胞内。细胞内肉碱缺乏导致脂肪酸不能进入线粒体进行β氧化，代谢受阻，组织细胞的能量供应不足，导致细胞损伤，肝酶及肌酸激酶增高，进一步消耗体内葡萄糖和糖原，可造成低血糖及酮体减少。肾小管上的肉碱转运蛋白功能缺陷，导致重吸收游离肉碱回血液障碍，大量游离肉碱通过尿液排出体外，加重体内肉碱的缺乏。同时，脂肪利用减少，堆积在肝脏、心肌、骨骼肌，导致脂肪变性并诱发疾病。原发性肉碱缺乏症属于常染色体隐性遗传病。

原发性肉碱缺乏症是指肉碱由肠道内转入血液，再由血液转入细胞内的量减少，血液及细胞内肉碱缺乏，长链脂肪酸缺少肉碱的转运不能很好地进入线粒体进行β氧化代谢的情况。患者能量代谢缺陷表现为心肌病、心功能降低、肌无力、肌张力减退、肝功能异常、神经精神行为异常。患者临床表现多无特异性，任何年龄均可发病。婴幼儿期常因感染、发热、手术、饥饿导致的高代谢状态诱发急性发作，患者可发生急性能量代谢紊乱，表现为低酮性低血糖、喂养困难、呕吐、意识障碍、抽搐、肝大、转氨酶增高、高

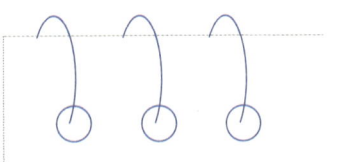

氨血症、代谢性酸中毒等症状。如不及时注射葡萄糖和左卡尼汀，患儿可因急性能量代谢障碍危象出现昏迷或急性心力衰竭。儿童患者多发生心肌病，可表现为扩张型心肌病和肥厚型心肌病、心律失常，可导致心力衰竭。成年患者症状较轻或无症状，多为运动耐力差、肌痛、易疲劳，但会发生疲劳、运动中猝死。此外，患者还可出现腹痛、呕吐、反复感染、贫血、精神行为异常等非特异性表现。肌无力或肌张力减弱可发生在任何年龄，肌酸激酶可增高。

新生儿遗传代谢病串联质谱筛查检测是早期发现原发性肉碱缺乏症最有效的方法，在临床症状出现之前，患儿可出现血游离肉碱（C0）浓度降低。早期诊断、及时补充治疗，可有效避免发生严重的能量代谢危象。肉碱能通过胎盘从母体转运给胎儿，若母体肉碱充足，新生儿遗传代谢病筛查时可显示血游离肉碱正常，导致出现假阴性。若在成长过程中患儿出现原发性肉碱缺乏症的疑似症状，须进行串联质谱检测，判断是否为原发性肉碱缺乏症。母亲患有原发性肉碱缺乏症或各种原因导致血液中肉碱不足，可导致新生儿筛查时血游离肉碱水平降低，出现假阳性。所以，针对新生儿筛查阳性结果，召回新生儿复查时，建议母亲同时复查，以排除母源性原发性肉碱缺乏症。发

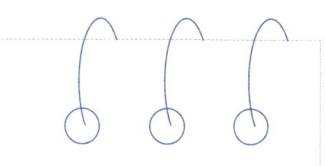

病期间患者可出现低酮性低血糖、高血氨、代谢性酸中毒、转氨酶增高、肌酸激酶可升高等。心电图显示Q-T间期延长、T波增高等心律失常表现。心脏彩超显示心肌肥厚、心室扩张、心肌收缩力减弱。此外，需注意其他有机酸代谢病、脂肪酸代谢病、营养不良，或使用某些药物如红霉素、丙戊酸钠、化疗药物等增加肉碱消耗而导致继发性血肉碱水平降低。因临床表现不典型，基因检测可明确诊断，检测结果对再生育有指导作用。

原发性肉碱缺乏症的治疗原则是避免长时间高强度运动和饥饿，在感染、发热、手术等应激状态下，需及时补充葡萄糖和能量，预防疾病发作。最有效的预防方法是在脏器功能发生不可逆损伤前补充左卡尼汀，及时接受治疗者预后良好。当出现急性能量代谢危象时，立即给予患者足量的葡萄糖维持血糖水平，并补充左卡尼汀，积极治疗心力衰竭等并发症。长期治疗的患者需终身进行个体化的左卡尼汀补充治疗，新生儿应频繁喂养避免饥饿，定期监测和评估血游离肉碱及酰基肉碱水平，调整左卡尼汀剂量，同时应注意心脏、肝脏等并发症的处理。母源性的肉碱缺乏患儿，母亲和新生儿在母乳喂养期均需要补充左卡尼汀治疗，新生儿服药治疗几天或几周后随访血酰基肉碱水平，若恢复正常可停药，母亲继续服药治疗。

原发性肉碱缺乏症属于常染色体隐性遗传病，但是通过新生儿遗传代谢病筛查可被及时发现。患者终身左卡尼汀补充治疗疗效较好、预后好，不建议进行胚胎植入前遗传学诊断和产前诊断。

第二节

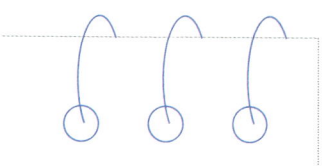

肉碱酰基肉碱移位酶缺乏症

肉碱通过肉碱转运蛋白从血液（细胞外）转入细胞内，作为载体将长链脂肪酸的活化产物脂酰基辅酶A转运入线粒体进行β氧化，为心脏、肝脏、骨骼肌、大脑等多器官和组织供能。这一过程包括3个步骤：①在细胞质中，游离肉碱与长链脂酰基辅酶A在肉碱棕榈酰转移酶Ⅰ作用下生成长链酰基肉碱。②长链酰基肉碱在线粒体内膜上的肉碱酰基肉碱移位酶作用下进入线粒体内，同时把线粒体内游离肉碱转运回细胞质。③长链酰基肉碱在肉碱棕榈酰转移酶Ⅱ作用下分解成游离肉碱和长链脂酰基辅酶A，游离肉碱被反向运回细胞质中，而脂酰基辅酶A进入β氧化代谢为机体供能。其中，肉碱酰基肉碱移位酶基因突变可导致其功能缺陷，结合的酰基肉碱不能从细胞质转运入线粒体内参与β氧化，脂肪酸代谢受阻，能量生成障碍，组织

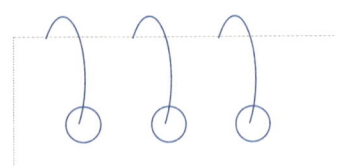

细胞的能量供应不足，导致大脑、心肌、肝脏、骨骼肌损伤，进一步消耗体内葡萄糖和糖原，可造成低血糖及酮体减少，此情况即为肉碱酰基肉碱移位酶缺乏症，属于常染色体隐性遗传病。此疾病非常罕见，尚缺乏我国总体发病率数据。

肉碱酰基肉碱移位酶缺乏症常在新生儿或婴儿期发病。患儿出生时表现正常，在饥饿、感染、发热等情况下急性发病，表现为低酮性低血糖和脑病，出现呕吐、嗜睡、昏迷、抽搐、严重的心律失常、心功能不全、肝大、肝功能异常、急性肝衰竭、肌无力、肌张力低下等症状。若不及时治疗，患儿可能猝死或留下严重的后遗症。

新生儿遗传代谢病串联质谱筛查检测可早期发现肉碱酰基肉碱异位酶缺乏症。因线粒体内膜上的肉碱酰基肉碱移位酶功能缺陷，长链碱酰基肉碱在细胞质内无法转运至线粒体内，同时，线粒体内游离肉碱无法转运回细胞质，导致血液中长链碱酰基肉碱（C16、C18、C18：1）水平升高，游离肉碱（C0）水平降低或正常。在临床症状出现之前早期诊断、及时补充治疗，可避免发生严重的能量代谢危象。常规检验发现肌酸激酶、肝酶升高，低酮性低血糖，高血氨。心电图显示Q-T间期延长、T波增高等心律失常表现。应注意与肉碱棕榈酰转移酶Ⅱ缺乏症相鉴别，临床表现相似，两者血串联质谱检测均为C0降低或正常，C16、

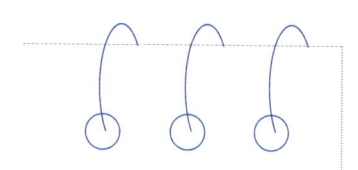

C18、C18∶1水平升高。原发性肉碱缺乏症时C0降低，但是C16、C18、C18∶1水平正常或降低，基因检测可明确诊断，并对再生育有指导作用。如患儿生后数小时急性起病死亡，可通过尸检基因及病理诊断明确病因。

治疗原则是避免饥饿，预防感染，限制长链脂肪酸摄入，低脂饮食，补充中链脂肪酸、高碳水化合物，急性期立即给予足量的葡萄糖维持血糖水平，降血氨，补充左卡尼汀，维持脏器功能稳定。长期治疗时，对新生儿应增加喂养次数以避免饥饿，注意饮食结构的调整。患者需终身进行个体化的左卡尼汀补充治疗，定期监测和评估血游离肉碱及酰基肉碱水平，调整左卡尼汀剂量。

明确诊断的家庭若考虑再生育可对胚胎进行基因分析，移植正常的胚胎，阻止家族中肉碱酰基肉碱移位酶缺乏症再发。孕妇在妊娠11~13周采集胎盘绒毛或妊娠16~24周抽取羊水进行产前诊断，可及时发现异常并阻止患儿出生，达到二级预防的目的。

第三节

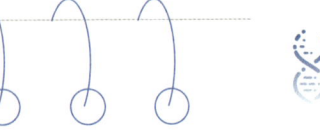

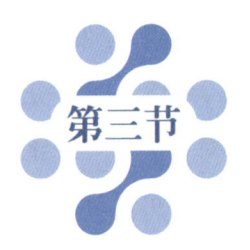

短链酰基辅酶A脱氢酶缺乏症

长链酰基辅酶A进入线粒体后，在脱氢酶的作用下逐步被分解为中链酰基辅酶A和短链酰基辅酶A，最后短链酰基辅酶A在短链酰基辅酶A脱氢酶的作用下，生成乙酰辅酶A，进入三羧酸循环并彻底被氧化分解，为机体提供能量。因短链酰基辅酶A脱氢酶基因突变使其酶活性功能缺失，导致线粒体内脂肪酸β氧化障碍、血液中毒性产物蓄积所致的脂肪酸代谢异常的情况即为短链酰基辅酶A脱氢酶缺乏症。短链酰基辅酶A代谢受阻，导致丁酰基辅酶A蓄积，通过旁路代谢途径与线粒体内游离肉碱再次结合为丁酰基肉碱（C4），同时生成丁酰基甘氨酸、丁酸盐、乙基丙二酸，导致血液中丁酰基肉碱（C4）和尿中乙基丙二酸增高。短链酰基辅酶A脱氢酶缺乏症属于常染色体隐性遗传病，我国总体发病率约为1/60000。

短链酰基辅酶A脱氢酶缺乏症主要表现为神经系

第二部分　常见遗传代谢病

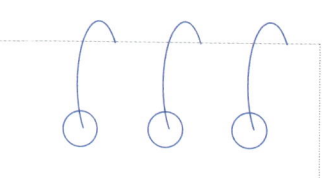

统损伤，患者偶见语言发育落后、肌张力低下、喂养困难、癫痫、昏睡、生长发育迟缓、智力低下等问题；也有部分患者因发热、饥饿、疲劳等诱发反复发作的短暂性低酮性低血糖和酸中毒。该病临床表现各异，但轻型者居多，通过新生儿遗传代谢病筛查检出的患者可多年无症状，或临床症状为暂时性，随着时间延长症状可逐渐改善。

一般实验室生化检查无太多特异性标志，新生儿遗传代谢病串联质谱筛查检测可发现血丁酰基肉碱（C4）水平增高、尿有机酸检测乙基丙二酸增高，但是此两项指标并非短链酰基辅酶A脱氢酶缺乏症所特有。C4增高可见于异丁酰辅酶A脱氢酶缺乏症、线粒体呼吸链缺陷、乙基丙二酸脑病、多种酰基辅酶A脱氢酶缺乏症。乙基丙二酸增高可见于乙基丙二酸脑病、多种酰基辅酶脱氢酶A脱氢酶缺乏症、线粒体呼吸链缺陷等疾病。因此，需借助基因检测明确诊断，做到早发现、精准治疗、改善预后，避免延误或过度治疗，还可对再生育有指导作用。

避免饥饿、疲劳，规律进食可预防疾病发作。对于急性期发作的低酮性低血糖和酸中毒，可给予葡萄糖维持血糖水平。左卡尼汀可以增加血液丁酰肉碱的排泄，稳定期可个体化调整服用剂量，维生素B_2治疗有效，可改善临床症状及生化指标。

虽然许多新生儿疾病筛查检测的患者可多年无症

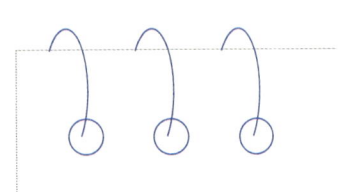

状，或有的患者临床症状为暂时性表现，但鉴于疾病对神经系统的损伤，建议明确诊断的家庭考虑再生育时，对胚胎进行基因分析，移植正常的胚胎，阻止家族中短链酰基辅酶A脱氢酶缺乏症再发。孕妇在妊娠11~13周采集胎盘绒毛或于妊娠16~24周抽取羊水进行产前诊断，可及时发现异常并阻止患儿出生，达到二级预防的目的。

第十二章

其他遗传代谢病

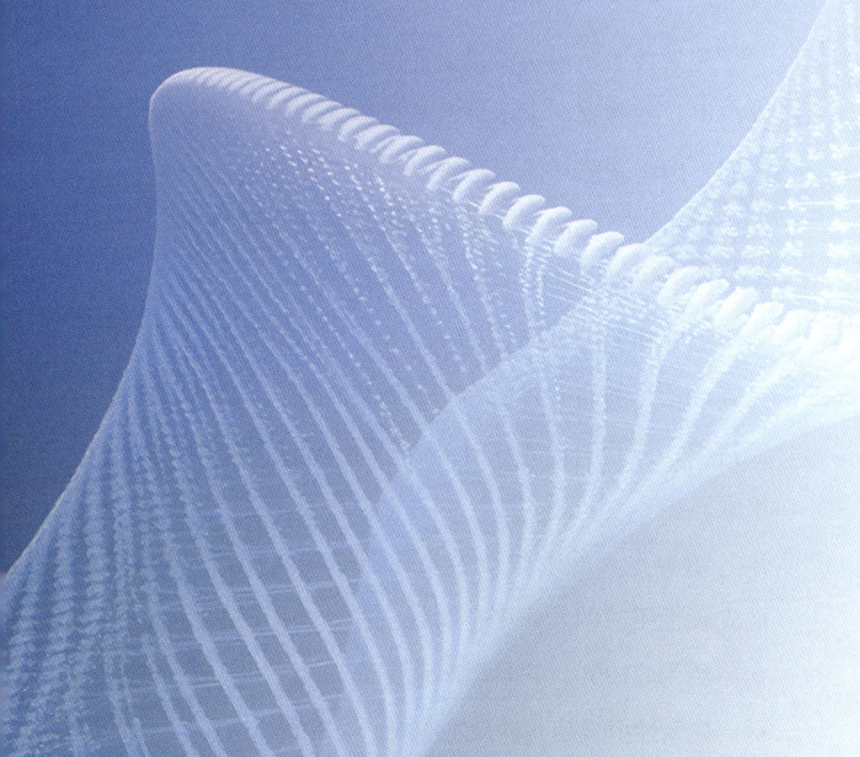

第一节

先天性甲状腺功能减退症

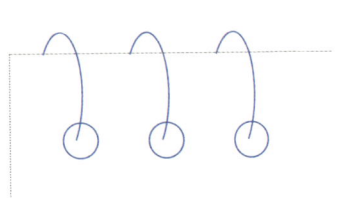

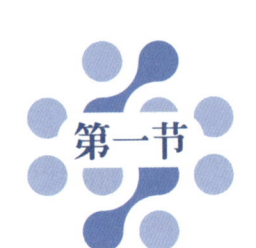

先天性甲状腺功能减退症简称先天性甲减，是因宫内甲状腺激素产生不足或其受体缺陷所致的先天性疾病。因甲状腺功能无法满足身体代谢需求，如果患儿出生后未及时治疗，将导致生长迟缓和智力低下。先天性甲减的病因和分类见图12-1。

患儿血TSH升高，FT4正常，称为高TSH血症。其临床治疗和转归可能为TSH恢复正常，或高TSH血症持续，或TSH进一步升高，FT4水平下降，发展成甲减。

随着先天性甲减新生儿筛查的普及，各国报道的先天性甲减的发病率存在较大差异，我国的总体发病率约为1/1000，并且呈现南方高、北方低的分布特征。先天性甲减是一种高发的内分泌疾病。

第二部分　常见遗传代谢病

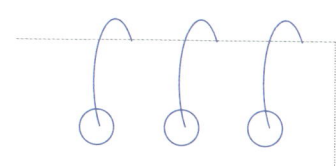

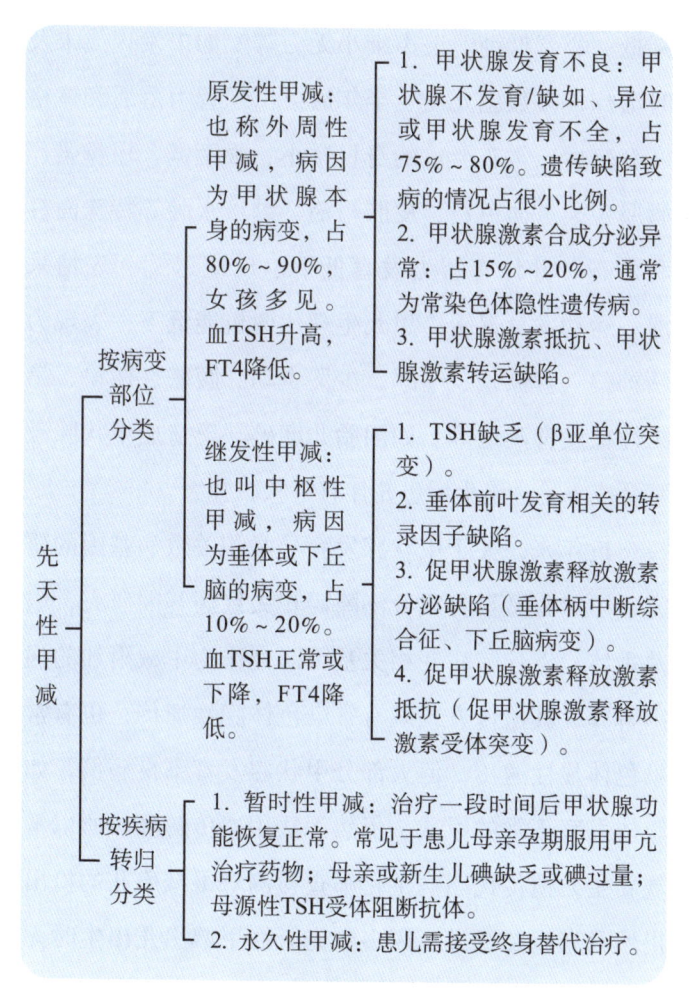

先天性甲减
├─ 按病变部位分类
│　├─ 原发性甲减：也称外周性甲减，病因为甲状腺本身的病变，占80%~90%，女孩多见。血TSH升高，FT4降低。
│　│　├─ 1. 甲状腺发育不良：甲状腺不发育/缺如、异位或甲状腺发育不全，占75%~80%。遗传缺陷致病的情况占很小比例。
│　│　├─ 2. 甲状腺激素合成分泌异常：占15%~20%，通常为常染色体隐性遗传病。
│　│　└─ 3. 甲状腺激素抵抗、甲状腺激素转运缺陷。
│　└─ 继发性甲减：也叫中枢性甲减，病因为垂体或下丘脑的病变，占10%~20%。血TSH正常或下降，FT4降低。
│　　　├─ 1. TSH缺乏（β亚单位突变）。
│　　　├─ 2. 垂体前叶发育相关的转录因子缺陷。
│　　　├─ 3. 促甲状腺激素释放激素分泌缺陷（垂体柄中断综合征、下丘脑病变）。
│　　　└─ 4. 促甲状腺激素释放激素抵抗（促甲状腺激素释放激素受体突变）。
└─ 按疾病转归分类
　　├─ 1. 暂时性甲减：治疗一段时间后甲状腺功能恢复正常。常见于患儿母亲孕期服用甲亢治疗药物；母亲或新生儿碘缺乏或碘过量；母源性TSH受体阻断抗体。
　　└─ 2. 永久性甲减：患儿需接受终身替代治疗。

图12-1　先天性甲减的病因和分类

不同时期的先天性甲减患儿临床表现有所不同。新生儿期多数先天性甲减患儿出生时无特异性临床症状或症状轻微，如母孕期胎动少、过期产、巨大儿、生后胎便排出延迟、黄疸较重或黄疸消退延迟，同时伴有嗜睡、便秘、腹胀、反应迟钝、喂养困难、心率

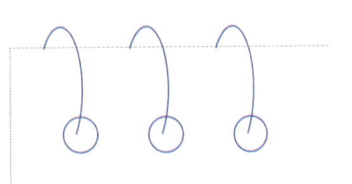

降低、心音低钝、哭声细小无力等。如未发现或未及时治疗，多数患儿出生半年后可出现智力落后和体格发育落后，常有严重的身材矮小、眼距宽、塌鼻梁、唇厚舌大、面色黄、皮肤粗糙、黏液水肿等特殊面容和体态，并伴有智力发育低下、反应迟钝、表情呆滞、运动发育迟缓。患儿生理代谢机能低下，表现为精神差、食欲差、嗜睡、少哭少动、腹胀、便秘、第二性征发育延迟等。如因胎儿期碘缺乏造成甲状腺激素合成不足，出生后患儿伴有甲状腺肿大。

近年来，关于甲状腺发育异常相关致病基因的研究、甲状腺激素合成分泌障碍相关致病基因研究，以及垂体、下丘脑病变相关基因研究作为甲减附加的病因解释，其遗传方式既有常染色体隐性遗传，也有常染色体显性遗传，但大部分甲状腺发育不良病例，如腺体发育正常的甲减，仍然无法用遗传解释。所以常规新生儿遗传代谢病生化筛查检测对甲减患儿的检出仍然具有重要意义。因多数先天性甲减患儿出生时无特异性临床症状或症状轻微，通过新生儿遗传代谢病筛查检测TSH进行先天性甲减筛查，能早期发现，早期诊断。但是该方法只能检出原发性甲减和高TSH血症，无法检出中枢性甲减及TSH延迟升高的患儿，如低体重或极低体重出生或早产儿，由于下丘脑–垂体–甲状腺轴反馈建立延迟，可能出现TSH延迟升高，新生儿筛查会出现假阴性结果，应考虑生后矫正孕周足

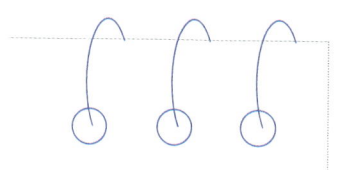

月后或体重超过2500g时重新采血复查甲功，避免遗漏。危重、接受输血治疗的新生儿也会出现TSH延迟升高，需病情稳定后复查甲功。因新生儿TSH出生后有生理性增高，血标本应在新生儿生后48～72小时，充分哺乳后采集，避免假阳性结果。

一、患儿召回后进行甲状腺功能测定

血TSH升高，FT4降低，诊断为先天性甲状腺功能减退症；血TSH升高，FT4正常，诊断为高TSH血症；血TSH正常或降低，FT4降低，诊断为中枢性或继发性甲减。甲状腺B超可检测甲状腺是否缺失及其大小、形状和位置。甲状腺放射性核素摄取和显像可判断甲状腺摄碘功能，由于核素的副作用，目前，对筛查结果为阳性的患儿是否采用核素扫描仍有争议，且要结合甲状腺B超判断甲状腺位置和大小。X线摄片测定骨龄是否正常，先天性甲减患儿骨骼生长发育延迟，骨化中心出现延迟。疑似继发性甲减患儿应做促甲状腺激素释放激素兴奋试验，判断病变部位是垂体还是下丘脑。双胎或多胎可能存在宫内交叉输血，若其中有1例阳性，即使其他同胞筛查正常，也需要一起召回复查。临床上需与先天性巨结肠、软骨发育不全、佝偻病、21-三体综合征、低T3综合征、黏多糖贮积症及病理性黄疸的患儿进行鉴别。

无论原发性或继发性甲减，一旦确诊，应立即给

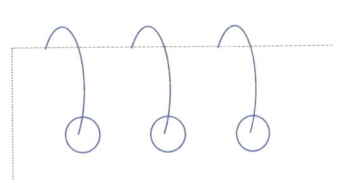

予左甲状腺素钠片口服替代治疗,初始剂量5~15μg/(kg·d),每天服用1次,2周后再次复查甲功,应力求治疗后两周FT4在平均值至正常上限范围内,TSH在正常范围内,而后根据TSH、FT4浓度个体化调整治疗剂量。TSH始终维持在6~10mIU/L可不用药,密切随访甲功。第1次召回复查甲功TSH>10mIU/L而FT4正常的高TSH血症患儿,间隔1个月再次复查甲功,若第二次复查后TSH仍>10mIU/L,给予左甲状腺素钠片口服治疗,4周后根据TSH水平调整服药剂量。先天性甲减患儿可在治疗随访过程中将甲状腺激素逐渐减量,直至停药。停药后,随访时间建议至少至停药后1年,定期随访甲状腺功能正常则为暂时性甲减。若停药后血TSH增高,FT4降低则为永久性甲减,需终身服药治疗。另外,甲状腺发育异常或激素合成分泌障碍的甲减患儿需要终身治疗;随着生长发育需要增加甲状腺激素剂量的甲减患儿需要终身治疗。

二、患儿治疗后定期监测甲功

1岁内每2~3个月复查1次,1岁以上每3~4个月复查1次,3岁以上每6个月复查1次。在1岁、2岁、3岁、6岁时进行智能发育评估。

因部分TSH延迟升高的高危儿利用常规新生儿遗传代谢病生化筛查会出现假阴性,以及中枢性甲减患儿生化筛查无法检出,建议采用基因检测作为补充,

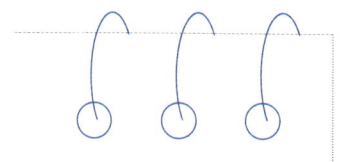

避免先天性甲减的漏诊。基因检测明确致病变异的甲减患儿家庭，检测结果也可作为甲减患儿父母再生育风险评估的依据。

病例

患儿，女，5天，因"发现皮肤黄染1天"就诊。

病史：患儿1天前出现皮肤黄染，程度逐渐加重，门诊TcB：16.6mg/dL、18.6mg/dL、18.5mg/dL，无发热，无少吃、少哭、少动，无激惹、尖叫及抽搐等，门诊以"新生儿高胆红素血症"收住。生后3小时以配方奶10mL开奶，现配方奶喂养，每3小时吃奶40mL，生后3小时解胎便、2小时解小便，现大小便正常。曾因"高危儿、IDM"住院治疗，3日后出院，出院时TcB：13.3mg/dL、13.0mg/dL、14.4mg/dL，余无特殊。腹软不胀，肠鸣音正常，肝脾无肿大，脐带未脱，无分泌物，四肢端暖，CRT<3秒，股动脉搏动正常，肌张力正常，原始反射正常引出。

家族史：无特殊。

母亲孕产史：G2P1，2022年自然流产1次，本次自然受孕；于2023年7月20日前往医院行OGTT示阳性，予饮食控制，血糖控制尚可，NT未见异常，GBS阴性，无胎膜早破；母亲产前感染指标

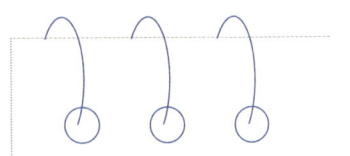

高，产前血常规：WBC 17.56×10^9/L，N 86.5%，Hb 141g/L，HCT 41.3%，PLT 217×10^9/L。

实验室及辅助检查：总蛋白47.6g/L，白蛋白33.7g/L，球蛋白13.9g/L，白蛋白/球蛋白2.4；总胆红素272.7μmol/L，增高；直接胆红素18.6μmol/L，间接胆红素254.1μmoL，增高。肝酶及胆汁酸正常，无胆汁淤积及肝损伤。新生儿遗传代谢病筛查结果：G6PD、17α-OHP、Phe均正常，TSH 255.59mIU/L（＜9mIU/L）：可疑阳性。甲功7项：TT3 0.31ng/mL，TT4 1.13μg/dL，FT3 1.42pg/mL，FT4＜0.40ng/dL，TSH＞100μIU/mL，示TSH明显增高，FT4明显降低。颈部超声：①甲状腺未见明显异常声像。②双颈Ⅰ区、Ⅱ区、Ⅲ区内可见多个淋巴结。

血串联质谱筛查结果：正常。

尿有机酸检测结果：未做。

基因检测结果：未做。

诊断：①新生儿高胆红素血症。②IDM。③新生儿先天性甲状腺功能减退症。

治疗：密切监测黄疸进展情况，并蓝光光疗促进胆红素排泄。合理喂养，静脉补液维持血糖及内环境稳定。新生儿遗传代谢病筛查检测后，据检测结果予加用左甲状腺素片15μg/（kg·d）口服替代治疗，定期复查甲功。

第二节

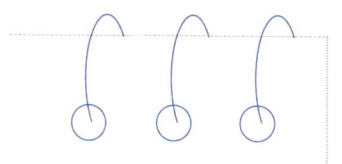

先天性肾上腺皮质增生症

胆固醇进入人体后，在肾上腺皮质经一系列酶的作用，最终转化为盐皮质激素（如醛固酮）、糖皮质激素（如皮质醇）、雄性激素（如睾酮）等类固醇激素。此代谢过程需要很多酶的催化作用，过程中任何所必需的酶缺陷，首先导致最终产物醛固酮、皮质醇合成减少，而中间代谢物通过旁路途径生成更多的雄激素。其中皮质醇的合成和分泌受下丘脑和垂体的调控。皮质醇减少向大脑发出正反馈信号，下丘脑和垂体分泌更多的促肾上腺皮质激素刺激肾上腺皮质的生物合成功能，如此往复循环导致肾上腺增生肿大，最终引起肾上腺皮质功能减退、衰竭，称为肾上腺皮质增生症。胆固醇转化为类固醇激素的过程所需的酶很多，其中95%以上的患者是因为21-羟化酶基因突变，导致酶活性缺乏所致。先天性肾上腺皮质增生症

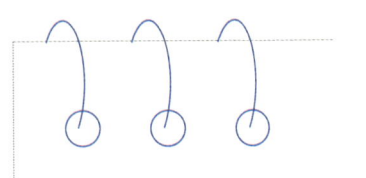

是一组先天性常染色体隐性遗传病，全球发病率约为1/15000。肾上腺皮质类固醇激素的合成代谢途径见图12-2。

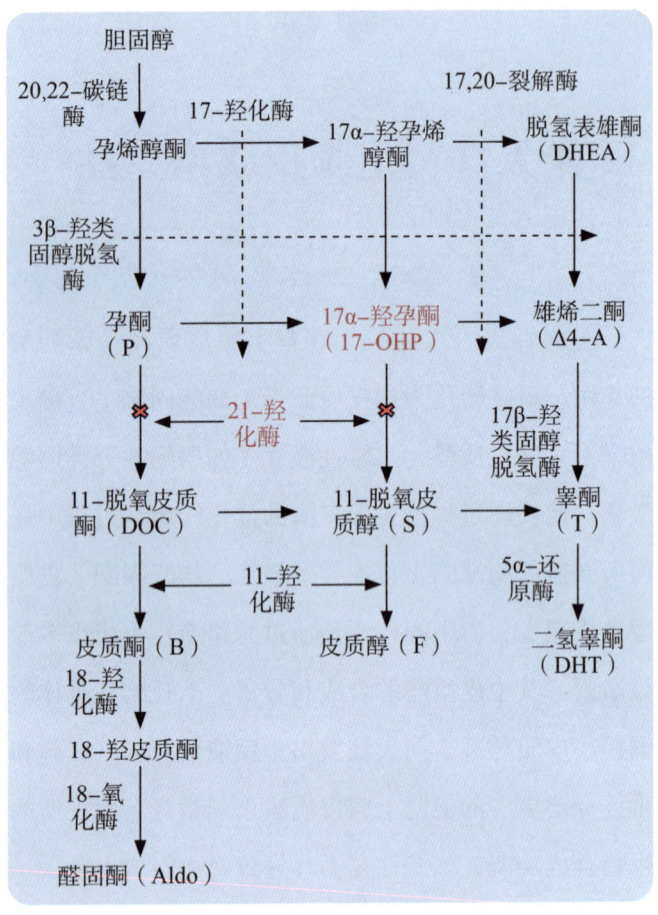

图12-2 肾上腺皮质类固醇激素的合成代谢途径

一、肾上腺皮质增生症的分类

肾上腺皮质增生症根据21-羟化酶缺乏的程度不

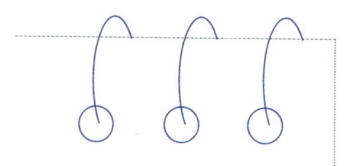

同，临床上分为失盐型、单纯男性化型、非经典型。

（1）失盐型患者酶活性在正常酶活性的2%以下，甚至完全缺乏，见于新生儿，出生时多正常，因醛固酮和皮质醇严重缺乏，生后1~2周出现呕吐、腹泻、脱水、低血糖、低血压、顽固性低血钠、高血钾及代谢性酸中毒，如不及时处理，严重者可出现休克、循环功能衰竭甚至死亡。因旁路途径生成过多的雄激素，患儿皮肤、乳晕、阴囊色素沉着，女孩阴蒂大，大阴唇融合，阴茎尿道形成，表现为正常男性的外生殖器，而内生殖器子宫和卵巢发育正常。

（2）单纯男性化型患者，酶活性为正常者的2%~11%。通常不出现电解质紊乱和肾上腺皮质功能减退的表现，但因为脱氢表雄酮、雄烯二酮、睾酮等雄激素过多，女性出生时可能有外阴肥大，类似男性的特征，长大后闭经、嗓音粗、长喉结。部分患者一直被误认为男性，以男性的社会性别生活，但子宫和输卵管通常发育正常。男性出生时外生殖器多正常，随着年龄增长，出现性早熟的情况，第二性征过早发育，最终身材较小。

（3）非经典型患者21-羟化酶活性是正常者的11%~75%，皮质醇和醛固酮水平基本正常，无水盐代谢紊乱。出生时外生殖器均正常，青春期或成年后可有阴毛早现、骨龄加速、身材矮小，或月经初潮延

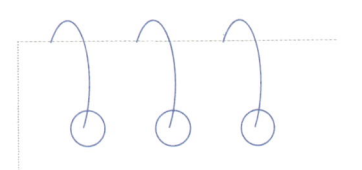

迟、月经过少、闭经等生育能力不足的情况。

二、新生儿遗传代谢病筛查判断先天性肾上腺皮质增生症

血17α-羟孕酮浓度增高是新生儿遗传代谢病筛查判断先天性肾上腺皮质增生症的指标。虽然新生儿遗传代谢病常规生化筛查只能检出约70%的失盐型和部分单纯男性化型的21-羟化酶缺乏症患者,但是对于争取早期诊治,预防危及生命的肾上腺皮质危象发生,预防女性患儿由于外生殖器男性化造成性别误判,减少或避免过多雄激素造成侏儒症等有至关重要的作用。需注意早产、低体重儿17α-羟孕酮浓度高于足月儿,感染、应激、合并心肺等急性病也可致使17α-羟孕酮浓度增高而出现假阳性。母亲怀孕期间服用糖皮质激素可降低新生儿17α-羟孕酮浓度水平,导致假阴性。鉴于新生儿遗传代谢病筛查常规生化检测17α-羟孕酮假阳性率偏高、确诊率低的问题,对筛查阳性者可进行二阶筛查,即利用液相色谱-串联质谱技术检测滤纸干血斑中17α-羟孕酮、雄烯二酮、11-脱氧皮质醇、21-脱氧皮质醇及皮质醇浓度,并计算(17α-羟孕酮+21-脱氧皮质醇)/皮质醇的数值,提高灵敏度,降低假阳性率。

对初筛17α-羟孕酮浓度增高的患儿召回复查,

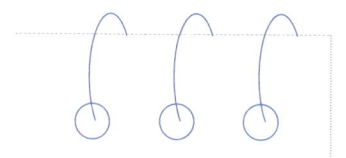

进一步检查明确是否为先天性肾上腺皮质增生症及其型别。失盐型患者血促肾上腺皮质激素（ACTH）、脱氢表雄酮、雄烯二酮、肾素、睾酮水平增高，皮质醇、醛固酮水平降低，低血压、高血钾、代谢性酸中毒。单纯男性化型醛固酮可正常或升高，脱氢表雄酮、雄烯二酮、睾酮水平增高。肾上腺CT或MRI扫描，部分患者显示肾上腺肥大和增生。B超探查子宫、卵巢或睾丸是否存在异常。单纯男性化型的女性患者，临床上呈现不同程度的外生殖器男性化，但B超探查子宫、卵巢正常。X线摄片测定骨龄。染色体核型分析可以明确诊断遗传性别。因肾上腺皮质增生症是明确的常染色体隐性遗传病，基因检测能明确诊断具体酶缺陷类型，如11-羟化酶缺乏症、17-羟化酶缺乏症、3β-羟类固醇脱氢酶缺乏症等。不同酶缺乏，临床表现亦有不同，治疗方法也有侧重。21-羟化酶缺乏症的部分单纯男性化型和非经典型患儿17α-羟孕酮浓度可不增高，17-羟化酶缺乏症、3β-羟类固醇脱氢酶缺乏症患儿血17α-羟孕酮浓度可降低，生化筛查无法检出，通过基因检测可早期明确诊断。新生儿基因筛查可有效减少生化筛查的假阳性和假阴性。

先天性肾上腺皮质增生症患者一旦确诊均应给予肾上腺皮质激素补充治疗，并且需终身用药，定期复查。糖皮质激素为氢化可的松，开始剂量可偏

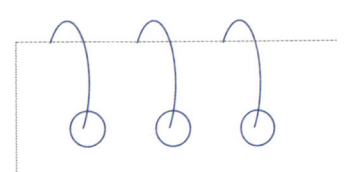

大，总剂量25~50mg/（m²·d），临床症状好转后减少至维持量10~15mg/（m²·d），分3次，每8小时口服1次。失盐型患儿盐皮质激素使用9α-氟氢可的松，急性期0.1~0.2mg/d，分2次口服，维持治疗剂量为0.05~0.1mg/d。患儿处于发热、脱水、感染、手术、严重外伤等应激情况下，为避免发生肾上腺皮质功能减退危象，可增加氢化可的松剂量50~100mg/（m²·d），并积极纠正脱水、低血钠、高血钾，病情稳定后逐步减至原维持量，不需要增加盐皮质激素剂量。治疗初期每2周至1个月随访1次。代谢稳定后，年龄≤2岁者每3个月随访1次；年龄>2岁者每3~6个月随访1次。每3~6个月测量身高，每年评估骨龄。根据患者17α-羟孕酮、雄烯二酮、睾酮浓度水平及生长速度调整氢化可的松长期治疗剂量。对第二性征严重异常的患者，可通过手术进行外生殖器矫形治疗，但应该充分尊重患者的选择。

  明确诊断的家庭考虑再生育时可对植入前胚胎进行基因分析，移植正常的胚胎，可阻止家族中先天性肾上腺皮质增生症再发。孕妇在妊娠11~13周采集胎盘绒毛或于妊娠16~24周抽取羊水进行产前诊断，可及时发现异常并阻止患儿出生，达到二级预防的目的。

第三节

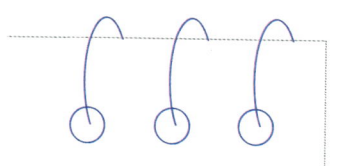

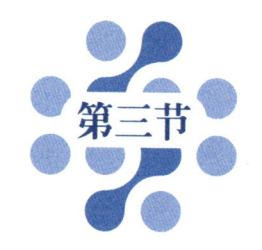

葡萄糖-6-磷酸脱氢酶缺乏症

人体内红细胞是运输氧气的重要工具，红细胞大量破坏，人体各组织和器官将出现严重的缺氧情况、贫血、黄疸，进而出现功能障碍。红细胞能保持正常形态不被破坏，行使携带氧气的功能，是因为红细胞有抗氧化的能力，而这个抗氧化功能来源于另外两种化学物质对红细胞的保护，分别是还原型辅酶Ⅱ（NADPH）和还原型谷胱甘肽（GSH）。这两种物质来源于人体内糖原和葡萄糖分解代谢途径。其中一种酶是葡萄糖-6-磷酸脱氢酶（G6PD），参与糖原和葡萄糖代谢，伴随产生还原型辅酶Ⅱ和还原型谷胱甘肽。基因突变可导致人体内缺乏葡萄糖-6-磷酸脱氢酶，还原型辅酶Ⅱ和还原型谷胱甘肽生成减少，红细胞抗氧化能力低下，当患者食用某些食品如蚕豆、刀豆及其制品，或使用樟脑丸，或服用某些氧化型药物，以及被病毒或细菌感染时，红细胞受到氧化因子

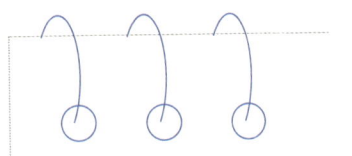

攻击而大量破坏，发生溶血反应，称为葡萄糖-6-磷酸脱氢酶缺乏症。G6PD缺乏症是一种X染色体连锁不完全显性遗传性疾病，全世界约有4亿人患有此病，呈全球性分布，国外主要发生在东南亚、地中海某些地区。我国发病率呈现"南高北低"的分布态势，广东、广西、云南、四川、福建及海南等地发病率较高，为4%~15%。

一、G6PD缺乏症患者的临床表现

1. 新生儿黄疸

G6PD缺乏症发病年龄越小，症状越重。新生儿或婴儿期表现为新生儿高胆红素血症，且黄疸高峰出现时间相对较早。出生时无特殊，生后2~3天开始出现黄疸，黄疸的出现可无任何诱因，或由轻微感染、缺氧、低血糖、酸中毒等诱发，多呈现中到重度黄疸，如不及时治疗，当血中胆红素水平过高透过血—脑屏障后，极易造成胆红素脑病，遗留智力低下、癫痫、运动发育障碍等后遗症。

2. 蚕豆病

G6PD缺乏症患者在食入蚕豆及其制品之后引起的急性溶血现象，多发生于蚕豆成熟季节。母亲食用蚕豆，新生儿如为G6PD缺乏症患者，母乳喂养后可发病。发病的潜伏期越短，症状越重。主要表现为急性血管内溶血，轻者不伴有黄疸和血红蛋白尿，重者可

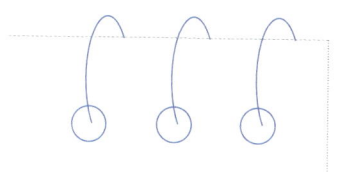

在短期内迅速出现贫血，或伴有黄疸及血红蛋白尿，全身皮肤黄染，小便呈酱油色或浓茶色，病情发展迅速，可出现神志不清、抽搐、昏迷、休克、急性肾衰竭等症状，如不及时治疗，常于发病后1~2天死亡。

3. 药物或感染诱发的溶血性贫血

G6PD缺乏症患者使用樟脑丸，或服用某些氧化型药物，如抗疟药、解热镇痛药、磺胺类及呋喃类药物均可诱发急性溶血，各种病毒或细菌感染也可导致急性溶血，临床表现与蚕豆病相似，通常在用药后2~4天或感染后数天内发生，但溶血程度都较轻，黄疸不明显，停药后或积极控制感染病情逐日恢复，如合并低血糖、酸中毒，可加重溶血。G6PD缺乏症患者溶血的常见诱因见表12-1。

表12-1 G6PD缺乏症患者溶血的常见诱因

溶血诱因	建议禁用	建议慎用
食物	蚕豆、刀豆及其制品	—
用品	樟脑丸（萘）	—
西药（氧化型药物）	抗疟药：伯氨喹、氯喹、扑疟喹、戊胺喹、阿的平	奎宁、乙胺嘧啶
	砜类：噻唑砜、氨苯砜	—

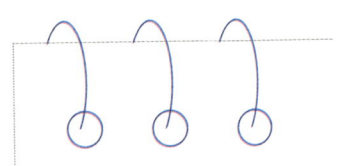

续表12-1

溶血诱因	建议禁用	建议慎用
西药（氧化型药物）	磺胺类：磺胺甲噁唑、磺胺二甲嘧啶、磺胺吡啶、柳氮磺吡啶	磺胺甲嘧啶、磺酰乙胞嘧啶、磺胺嘧啶、磺胺脒、磺胺二甲异噁唑、长效磺胺
	解热镇痛药：乙酰苯肼、乙酰苯胺	对乙酰氨基酚、阿司匹林、非那西丁、氨基比林、安替比林、保泰松、安他唑林
	其他：呋喃坦啶、呋喃唑酮、呋喃西林、萘啶酸、尼立达唑、异山梨酯、亚甲蓝、苯肼、三硝基甲苯	氯霉素、链霉素、异烟肼、氯己定、维生素C、苯妥英钠、对氨基苯甲酸、苯海拉明、秋水仙碱、左旋多巴、甲萘醌、三甲氧苄氨嘧啶、安坦、扑尔敏、奎尼丁、维生素K_1、维生素K_3
中药		川连、珍珠粉（保婴丹）、金银花、蜡梅花、茵栀黄（含金银花提取物）、济公茶
感染		病毒或细菌感染如呼吸道感染、肺炎、消化道感染、伤寒、败血症

新生儿遗传代谢病筛查是早期预防G6PD缺乏症，避免严重黄疸、溶血等并发症发生最有效的方法。新生儿出生48小时到7天内采集足跟血，对G6PD酶活性进行检测，筛查可疑阳性患儿召回复查，采用杜氏改良NBT比值法（G6PD/6PGD）检测进行确诊，低于参

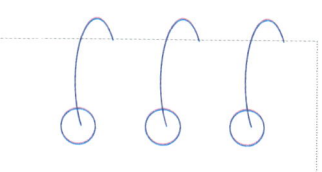

考范围下限为阳性。需注意，如果新生儿在采血前进行了输血治疗，则G6PD筛查的结果不可靠，应在最末次输血后120天重新采血检测。对于有阳性家族史，或病史中有进食蚕豆或服用氧化型药物等诱发的急性溶血特征患者，应考虑G6PD缺乏症，并进行相关检查，如发现G6PD酶活性降低，基因检测发现致病性变异，即可确诊。

G6PD缺乏症为X连锁不完全显性遗传性疾病，致病基因位于X染色体上，男女均可患病。如母亲不携带致病基因，G6PD缺乏症父亲会把致病基因遗传给女儿，不传给儿子。母亲如携带一个致病基因，即为杂合子，而父亲不携带致病基因，则致病基因遗传给半数的女儿和儿子。女性杂合子酶活性可从重度缺乏到正常，临床表现差异大，故称为不完全显性，基因检测可明确诊断。男性患者和女性纯合子酶活性基本上为重度缺乏。

二、G6PD缺乏症的治疗

截至目前，G6PD缺乏症无特殊治疗方法，新生儿遗传代谢病筛查是早期诊断和预防的重要措施。早期发现、积极治疗新生儿高胆红素血症和贫血、积极治疗感染性疾病，避免和停止使用诱发溶血的药物和食物可有效改善预后，此病需终身预防。G6PD缺乏症虽为遗传性疾病，但是可预防，有一定诱因才发病，所

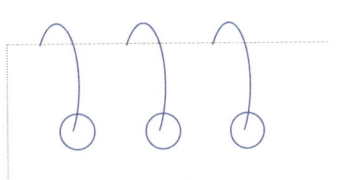

以不建议进行产前诊断。但如有家族史，可先明确患儿及父母基因突变类型，对于再生育有指导作用。孕妇在妊娠11~13周采集胎盘绒毛或于妊娠16~24周抽取羊水进行产前诊断，明确胎儿基因突变类型，提前预防。

参考文献

［1］中华预防医学会出生缺陷预防与控制专业委员会新生儿遗传代谢病筛查学组, 中华医学会儿科分会出生缺陷预防与控制专业委员会, 中国医师协会医学遗传医师分会临床生化遗传专业委员会, 等. 原发性肉碱缺乏症筛查与诊治共识[J]. 中华医学杂志, 2019, 99(2): 88–92.

［2］中国医院协会临床检验专业委员会出生缺陷防控实验技术与管理学组, 强荣, 陶炯, 等. 产前诊断实验室质量指标专家共识[J]. 中华医学遗传学杂志, 2020, 37(12): 1321–1325.

［3］中华预防医学会出生缺陷预防与控制专业委员会产前筛查和诊断学组. 孕前及孕早期常见隐性单基因遗传病携带者筛查临床应用专家共识[J]. 中华围产医学杂志, 2024, 27(1): 3–12.

［4］中国妇幼保健协会生育保健分会. 针对生育人群的携带者筛查实验室和临床实践专家共识[J]. 中华生殖与避孕杂志, 2024, 44(2): 109–115.

［5］中国遗传学会遗传诊断分会, 上海市遗传学会临床遗传与遗传咨询专委会. 综合性携带者筛查关键问题专家共识(2024版)[J]. 国际遗传学杂志, 2024, 47(1): 1–11.

［6］中华人民共和国卫生部. 新生儿疾病筛查管理办法[J]. 中华儿科杂志, 2009, 47(9): 672–673.

[7] 卫生部关于印发《新生儿疾病筛查技术规范(2010年版)》的通知[J]. 中华人民共和国国家卫生和计划生育委员会公报, 2011(1): 12-22.

[8] 中华预防医学会出生缺陷预防与控制专业委员会新生儿筛查学组, 中国医师协会青春期健康与医学专业委员会, 中国妇幼保健协会儿童疾病和保健分会遗传代谢病学组, 等. 丙酸血症筛查及诊治专家共识[J]. 中国实用儿科杂志, 2024, 39(4): 241-248.

[9] 刘颖, 陈晓波. 先天性甲状腺功能减低症的诊疗规范及遗传学研究进展[J]. 中华全科医师杂志, 2023, 22(5): 463-466.

[10] 李东晓, 张尧, 张宏武, 等. 高同型半胱氨酸血症的诊断、治疗与预防专家共识[J]. 罕少疾病杂志, 2022, 29(6): 1-4.

[11] 中国妇幼保健协会出生缺陷防治与分子遗传分会, 中国优生科学协会早产与早产儿管理分会, 中华预防医学会残疾预防与控制专业委员会, 等. 甲基丙二酸血症合并同型半胱氨酸血症cblC型所致脑积水诊疗与预防专家共识[J]. 中华新生儿科杂志(中英文), 2022, 37(6): 481-487.

[12] 中华预防医学会出生缺陷预防与控制专业委员会新生儿遗传代谢病筛查学组. 新生儿筛查遗传代谢病诊治规范专家共识[J]. 中华新生儿科杂志(中英文), 2023, 38(7): 385-394.

[13] 中华预防医学会出生缺陷预防与控制专业委员会新生儿遗传代谢病筛查学组, 国家卫生健康委员会临床检验中心新生儿遗传代谢病筛查室间质评专业委员会. 新生儿遗传代谢病筛查实验室检测技术规范专家共识[J]. 中华新生儿科杂志(中英文), 2023, 38(8): 449-454.

[14] 中华预防医学会出生缺陷预防与控制专业委员会新生儿遗传代谢病筛查学组. 新生儿遗传代谢病筛查组织管理及血片采集技术规范专家共识[J]. 中华新生儿科杂志(中英文), 2023, 38(6): 321-326.

[15] 中华预防医学会出生缺陷与控制专业委员会新生儿遗传代谢病筛查学组, 中

华医学会儿科学分会新生儿学组. 中国新生儿基因筛查专家共识：高通量测序在单基因病筛查中的应用[J]. 中华实用儿科临床杂志, 2023, 38(1): 31-36.

[16] 中华预防医学会出生缺陷预防与控制专业委员会新生儿筛查学组, 中华医学会儿科学分会临床营养学组, 中国医师协会医学遗传医师分会临床生化遗传专业委员会, 等. 苯丙氨酸羟化酶缺乏症饮食治疗与营养管理共识[J]. 中华儿科杂志, 2019, 57(6): 405-409.

[17] 中国医师协会儿科分会内分泌遗传代谢学组, 中华预防医学会出生缺陷预防与控制专业委员会新生儿筛查学组, 中华医学会儿科学分会出生缺陷预防和控制专业委员会, 等. 戊二酸血症Ⅰ型诊治专家共识[J]. 中华医学遗传学杂志, 2021, 38(1): 1-6.

[18] 中国医师协会医学遗传医师分会, 中华医学会儿科学分会内分泌遗传代谢学组, 中国医师协会青春期医学专业委员会临床遗传学组, 等. 全基因组测序在遗传病检测中的临床应用专家共识[J]. 中华儿科杂志, 2019, 57(6): 419-423.

[19] 国家卫生健康委临床检验中心新生儿遗传代谢病筛查室间质评委员会. 新生儿先天性肾上腺皮质增生症筛查与诊断实验室检测技术专家共识[J]. 中华检验医学杂志, 2019, 42(12): 1014-1019.

[20] 童凡, 赵正言. 新生儿疾病筛查结果解读[J]. 中华儿科杂志, 2019, 57(6): 494-496.

[21] 国家卫生健康委员会临床检验中心新生儿遗传代谢病筛查室间质量评价委员会. 早产儿低体重儿及患病儿遗传代谢病筛查共识[J]. 中国实用儿科杂志, 2020, 35(3): 180-184.

[22] 卫生部临床检验中心新生儿遗传代谢疾病筛查室间质量评价委员会. 新生儿疾病串联质谱筛查技术专家共识[J]. 中华检验医学杂志, 2019, 42(2): 89-97.

[23] 中华医学会儿科学分会内分泌遗传代谢学组, 中华预防医学会儿童保健分会新生儿疾病筛查学组. 先天性甲状腺功能减低症诊疗共识[J]. 中华儿科杂志,

2011, 49(6): 421-424.

[24] 中华预防医学会出生缺陷预防与控制专业委员会新生儿筛查学组, 中国医师协会青春期医学专业委员会临床遗传学组, 中华医学会儿科学分会内分泌遗传代谢学组. 先天性肾上腺皮质增生症新生儿筛查共识[J]. 中华儿科杂志, 2016, 54(6): 404-409.

[25] 王瑞芳, 顾学范, 叶军, 等. 新生儿筛查的21羟化酶缺乏症66例表型及基因型研究[J]. 中华儿科杂志, 2016, 54(9): 679-685.

[26] 中华医学会儿科学分会内分泌遗传代谢病学组. 先天性肾上腺皮质增生症21-羟化酶缺陷诊治共识[J]. 中华儿科杂志, 2016, 54(8): 569-576.

[27] 顾学范. 努力提高先天性肾上腺皮质增生症的筛查质量和诊治水平[J]. 中华儿科杂志, 2016, 54(6): 401-403.

[28] 中华预防医学会出生缺陷预防与控制专业委员会新生儿筛查学组, 中华医学会儿科学分会临床营养学组, 中华医学会儿科学分会内分泌遗传代谢学组, 等. 单纯型甲基丙二酸尿症饮食治疗与营养管理专家共识[J]. 中国实用儿科杂志, 2018, 33(7): 481-486.

[29] 中华预防医学会出生缺陷预防与控制专业委员会新生儿筛查学组, 中国医师协会医学遗传医师分会临床生化遗传专业委员会, 中国医师协会青春期医学专业委员会临床遗传学组. 葡萄糖-6-磷酸脱氢酶缺乏症新生儿筛查、诊断和治疗专家共识[J]. 中华儿科杂志, 2017, 55(6): 411-414.

[30] Liu Z, Yu C, Li Q, et al. Chinese newborn screening for the incidence of G6PD deficiency and variant of G6PD gene from 2013 to 2017[J]. Human Mutation, 2020, 41(1): 212-221.

[31] 中华医学会儿科学分会内分泌遗传代谢学组, 中华预防医学会出生缺陷预防与控制专业. 高苯丙氨酸血症的诊治共识[J]. 中华儿科杂志, 2014, 52(6): 420-425.

［32］国家卫生健康委员会临床检验中心新生儿遗传代谢病筛查室间质评委员会, 欧明才, 江剑辉. 新生儿遗传代谢病筛查随访专家共识[J]. 中华医学遗传学杂志, 2020, 37(4): 367-372.

［33］国家卫健委临床检验中心新生儿疾病筛查室间质量评价委员会. 新生儿疾病筛查滤纸血片采集和递送及保存专家共识[J]. 中华检验医学杂志, 2019, 42(10): 836-840.

［34］国家卫生健康委临床检验中心新生儿遗传代谢病筛查室间质量评价委员会. 新生儿疾病筛查生物样本管理专家共识[J]. 临床检验杂志, 2020, 38(7): 488-490.

［35］中华医学会医学遗传学分会遗传病临床实践指南撰写组. 杜氏进行性肌营养不良的临床实践指南[J]. 中华医学遗传学杂志, 2020, 37(3): 258-262.

［36］中国医师协会医学遗传医师分会, 中华医学会儿科学分会内分泌遗传代谢学组, 中国医师协会青春期医学专业委员会临床遗传学组, 等. 全基因组测序在遗传病检测中的临床应用专家共识[J]. 中华儿科杂志, 2019, 57(6): 419-423.

［37］中华儿科杂志编辑委员会. 儿童遗传病遗传检测临床应用专家共识[J]. 中华儿科杂志, 2019, 57(3): 172-176.

［38］杨彩飞, 陈涛, 雷小光, 等. 枫糖尿病的研究进展[J]. 中华医学遗传学杂志, 2019, 36(7): 737-741.

［39］唐诚芳, 谭敏沂, 谢婷, 等. 广州地区新生儿遗传代谢病串联质谱法筛查结果及筛查性能评估[J]. 浙江大学学报(医学版), 2021, 50(4): 463-471.

［40］黄新文, 张玉. 尿素循环障碍的新生儿筛查[J]. 中国实用儿科杂志, 2021, 36(10): 731-735.

［41］北京医学会罕见病分会, 中国妇幼保健协会儿童疾病和保健分会遗传代谢学组, 中国医师协会青春期医学专业委员会临床遗传学组及生化学组, 等. 尿素

循环障碍的三级防控专家共识[J]. 中国实用儿科杂志, 2021, 36(10): 725–730.

[42] 童凡, 杨茹莱, 刘畅, 等. 新生儿酪氨酸血症筛查及基因谱分析[J]. 浙江大学学报(医学版), 2019, 48(4): 459–464.

[43] 黄新文, 张玉, 杨建滨, 等. 短链酰基辅酶A脱氢酶缺乏症新生儿筛查、临床特征及基因突变分析[J]. 中华儿科杂志, 2016, 54(12): 927–930.

[44] 黄新文, 张玉, 洪芳, 等. 浙江省新生儿氨基酸代谢疾病筛查及随访分析[J]. 浙江大学学报(医学版), 2017, 46(3): 233–239.

[45] 郑静, 张玉, 洪芳, 等. 浙江省新生儿脂肪酸氧化代谢疾病筛查及随访分析[J]. 浙江大学学报(医学版), 2017, 46(3): 248–255.

[46] 洪芳, 黄新文, 张玉, 等. 浙江省新生儿有机酸尿症筛查及随访分析[J]. 浙江大学学报(医学版), 2017, 46(3): 240–247.

[47] 顾学范, 韩连书, 余永国. 中国新生儿遗传代谢病筛查现状及展望[J]. 罕见病研究, 2022, 1(1): 13–19.

[48] 李璞.医学遗传学[M].北京: 中国协和医科大学出版社, 2004.

[49] 顾学范.临床遗传代谢病[M].北京: 人民卫生出版社, 2015.

[50] 赵正言, 顾学范.新生儿遗传代谢病筛查[M].北京: 人民卫生出版社, 2015.

[51] 杨艳玲.从病例开始学习遗传代谢病[M].北京: 人民卫生出版社, 2018.

[52] 王维鹏, 邹琳, 王治国.新生儿疾病筛查与产前诊断实验室管理[M].北京: 人民卫生出版社, 2018.

[53] 赵正言, 周文浩, 梁德生.新生儿基因筛查[M].北京: 人民卫生出版社, 2022.

[54] 常思宇, 高晓岚, 王瑜, 等.溶酶体贮积症1520例疾病谱分析[J].中华实用儿科临床杂志, 2023, 38(1): 60–63.

[55] 刘梦娴, 李思涛, 梁宇珊, 等.新生儿猝死型肉碱-酰基肉碱移位酶缺乏症患儿的临床特征及基因变异分析[J].中华实用儿科临床杂志, 2019, 34(19): 1496–1499.

［56］范歆, 张强. 肉碱-酰基肉碱移位酶缺乏症研究进展[J]. 医药前沿, 2018, 8(24): 15–17.

［57］李婕, 梁雁, 罗小平. 枫糖尿症诊治进展[J]. 临床儿科杂志, 2013(7): 683–686.

［58］Li X, Yang Y, Gao Q, et al. Clinical characteristics and mutation analysis of five Chinese patients with maple syrup urine disease[J]. Metabolic Brain Disease, 2018, 33: 741–751.

［59］李溪远, 丁圆, 刘玉鹏, 等. 枫糖尿症患儿13例临床、生化及基因研究[J]. 中华实用儿科临床杂志, 2016, 31(8): 569–572.

［60］Manara R, Del Rizzo M, Burlina A P, et al. Wernicke-like encephalopathy during classic maple syrup urine disease decompensation[J]. Journal of Inherited Metabolic Disease, 2012, 35(3): 413–417.

［61］Li X, Ding Y, Liu Y, et al. Eleven novel mutations of the BCKDHA, BCKDHB and DBT genes associated with maple syrup urine disease in the Chinese population: report on eight cases[J]. European Journal of Medical Genetics, 2015, 58(11): 617–623.

［62］刘玉鹏, 杨艳玲. 甲基丙二酸尿症cblC型合并同型半胱氨酸血症的临床与实验室研究进展[J]. 中华儿科杂志, 2013, 51(4): 313–316.

［63］Forny P, Schnellmann A S, Buerer C, et al. Molecular genetic characterization of 151 Mut-type methylmalonic aciduria patients and identification of 41 novel mutations in MUT[J]. Human Mutation, 2016, 37(8): 745–754.

［64］Wu L Y, An H, Liu J, et al. Manic-depressive psychosis as the initial symptom in adult siblings with late-onset combined methylmalonic aciduria and homocystinemia, cobalamin C type[J]. Chinese Medical Journal, 2017, 130(4): 492–494.

[65] 张尧, 宋金青, 刘平, 等. 甲基丙二酸尿症合并同型半胱氨酸血症57例临床分析[J]. 中华儿科杂志, 2007, 45(7): 513-517.

[66] 黄倬, 韩连书, 叶军, 等. 甲基丙二酸血症合并同型半胱氨酸尿症患者治疗效果分析[J]. 中华儿科杂志, 2013, 51(3): 194-198.

[67] 占霞, 顾学范, 琳娜, 等. 串联质谱检测干血滤纸片多种溶酶体酶活性方法的建立[J]. 中华检验医学杂志, 2016, 39(10): 761-765.

[68] Kingma S D K, Bodamer O A, Wijburg F A. Epidemiology and diagnosis of lysosomal storage disorders; challenges of screening[J]. Best Practice & Research Clinical Endocrinology & Metabolism, 2015, 29(2): 145-157.

[69] Inoue T, Hattori K, Ihara K, et al. Newborn screening for Fabry disease in Japan: prevalence and genotypes of Fabry disease in a pilot study[J]. Journal of Human Genetics, 2013, 58(8): 548-552.

[70] Liao H C, Chiang C C, Niu D M, et al. Detecting multiple lysosomal storage diseases by tandem mass spectrometry: a national newborn screening program in Taiwan[J]. Clinica Chimica Acta, 2014, 431: 80-86.

[71] Li Y, Scott C R, Chamoles N A, et al. Direct multiplex assay of lysosomal enzymes in dried blood spots for newborn screening[J]. Clinical Chemistry, 2004, 50(10): 1785-1796.

[72] Meikle P J, Grasby D J, Dean C J, et al. Newborn screening for lysosomal storage disorders[J]. Molecular Genetics and Metabolism, 2006, 88(4): 307-314.

[73] 姜湖铃, 周赤燕, 杨莉, 等. 浙江嘉兴地区地中海贫血基因突变的携带者筛查及产前诊断[J]. 中华医学遗传学杂志, 2023, 40(3): 295-300.

[74] 杨金玲, 蔡稔, 陈大宇, 等. 足月新生儿β地中海贫血基因携带者筛查指标及cut-off值的研究[J]. 中国当代儿科杂志, 2018, 20(12): 990-993.

［75］侯伟, 付晓琳, 谢潇潇, 等.中国人群33104例单基因病携带者筛查的多中心研究[J].南方医科大学学报, 2024, 44(6): 1015–1023.

［76］《地中海贫血携带者筛查及防控专家共识》制订组, 蒋海山, 彭莹. 地中海贫血携带者筛查及防控专家共识[J]. 国际神经病学神经外科学杂志, 2024, 51(5): 43–50.